传统中医药辑粹

CHUANTONG ZHONGYIYAO JICUI

李璐瑒 胡欣燕 著

化学工业出版社
·北京·

内容简介

中医药在中华民族繁衍昌盛的历史长河中发挥了重要作用，它既是传统的学科，也是发展的学科。其传统的一面与中国传统文化一脉相承，而发展的一面也体现了其与时俱进的特点。本书编写旨在抛砖引玉，传承中医药文化、解读中医药文化。书中内容涉及中医基础理论、中医诊断学、中药炮制学、中药鉴定学、中药调剂学、中药商品学、针灸学等，力求展现中医药理论的特色。希望本书有助于中医药从业者和中医药爱好者了解学习传统中医药的奥义和精髓。

图书在版编目（CIP）数据

传统中医药辑粹/李璐瑒，胡欣燕著. —北京：化学工业出版社，2023.4

ISBN 978-7-122-42861-5

Ⅰ.①传… Ⅱ.①李…②胡… Ⅲ.①中国医药学-文化 Ⅳ.①R2-05

中国国家版本馆CIP数据核字（2023）第030303号

责任编辑：陈燕杰　　加工编辑：赵爱萍
责任校对：宋　夏　　装帧设计：张　辉

出版发行：化学工业出版社（北京市东城区青年湖南街13号　邮政编码100011）
印　　装：三河市延风印装有限公司
710mm×1000mm　1/16　印张12　字数154千字　2023年6月北京第1版第1次印刷

购书咨询：010-64518888　　售后服务：010-64518899
网　　址：http://www.cip.com.cn
凡购买本书，如有缺损质量问题，本社销售中心负责调换。

定　　价：68.00元

自序

笔者在大学本科学习的专业是中药学，后来又取得了临床中药学硕士学位，虽然在中药学和中医学两方面都有所涉猎，但都没有精研，只是皮毛而已。工作十余年来，笔者将接触到的较能体现传统中医药特色的内容撷取出来，集结成本书。这些内容涉猎较广，且大都言简意赅，容易理解，便于读者了解到中医药的传统内容，体会到中医药是经过上千年流传和实践验证的学科。

在中医药的理论体系中，细分了很多不同专业，中医学、中药学、针灸推拿骨伤等，而中药学可以分出中药炮制学、中药药剂学、中药鉴定学、中药商品学、中药调剂学等，内容庞杂。本书内容分为中医篇和中药篇两部分，笔者的初衷是期望中医学专业人士在读到中药篇后，能发现中药炮制、中药鉴定有这么多能体现传统中医药精髓的内容。这些内容在中医大夫的培养过程当中，可能只被一笔带过，可能只是接触个大概，现在阅读本书中细致的描述，能深入体会中药学和中医学一样博大精深。期望中药学专业人士阅读本书中医篇，能体会到这并不完全是上学时学过的中医基础理论和中医诊断概述等，因为当时学的时候也许没太在意，背一背，通过了考试，现在再拿出来读，有助读者发现更丰满的中医理论体系和实践内容。这些传统中医药内容体现出祖先的高超智慧和缜密思维，经得起推敲，对当代医学研究的确意义非凡。

本书部分内容为供职于本单位之前所编写，也有部分为供职于首都医科大学附属北京中医医院后与胡欣燕女士共同完成，在此特别致谢策划“传统中医药”系列文案的高军先生、纪玉英女士、陈淑玉女士，以及翟胜利教授、李京生教授等，并感激自从系统学习中医药以来，笔者接触到的每一位老师，每一位前辈，每一位专家和同仁。笔者常常琢磨，中医药实非博大精深四个字所能形容和概括，很多内容有必要反复品读，反复研习。如今接触中医药整整20年了，但是笔者越学越觉得懂的少，会的少，记住的少，日后继续深耕想必是免不了。本书不足之处，请各位读者不吝赐教。

李璐瑒

2022年12月

传统中医药辑粹

目　录

中医篇

中药篇

传统中医药辑粹

中医篇

传统中医药辑粹

传统中医药理念

几千年来，中医药被我们的先辈用来防病治病，为中华民族的发展、繁荣做出了巨大的贡献。中药是在中医理论指导下，用于预防、诊断和治疗疾病及康复保健等方面的物质，涉及的相关概念包括传统中药、民间草药、民族药、现代中药、洋中药、保健食品、保健用品，甚至西药中用等。中医药不仅是中国人民的瑰宝，也是全人类的宝贵文化遗产。自古以来，中医中药不分家，简单地说，中药必须是在传统中医理论指导下使用的，这是前提。

中医药这个传统医药学体系已有数千年历史，比化学合成药的使用要久远得多。独特的中医药理论体系和文化背景是有别于西医及化学合成药、生物药、天然药物和植物药的。中医学理论体系是包括理、法、方、药在内的一个整体，是关于中医学的基本概念、基本原理和基本方法的科学知识体系。它是以整体观念为主导思想，以精气、阴阳、五行学说为哲学基础和思维方法，以脏腑经络及精气血津液为生理病理学基础，以辨证论治为诊疗特点的独特的医学理论体系。

阴阳五行学说是我国古代的哲学理论，中医学理论在形成之时，借助古代哲学知识来解释人的生命现象，并指导用药。因此阴阳五行学说也是传统中医药的理论基础。

阴阳学说认为，宇宙间任何事物都具有既对立又统一的阴阳两个方面，经常不断地运动和相互作用。这种运动和相互作用是一切事物运动变化的根源。古人把这种不断的运动变化，叫作“生化不息”。后世医药学家多用“阴阳”来阐释药性。从《黄帝内经》中对药性理论的最初认识到历代医家对其的继承和发展中，我们可以看出阴阳学说作为中医药理论的基础渗透于药性理论发展的始终。阴阳学说促进了药性理论的发展，不断地给药性理论注入新的活力。

治疗疾病，不但要有正确的诊断和确切的治疗方法，还必须熟练地掌握药物的性能，根据治疗方法选用适宜药物，才能得到良好的疗效。中药种类甚多，但就其性能来看不外乎阴阳两类。从药性来看分为寒、热、温、凉。温热属阳，寒凉属阴。按疾病的性质，不外寒、热两类，而药物治疗疾病从性质来说，也可分为寒热两大类。一般能治疗热性病的药物性多寒凉，如发散风热、清解里热、泻下热结、清热利湿、凉血止血、清化热痰、清心安神、平肝息风、滋阴生津等药的性质寒凉；能治疗寒性病的药物多属温热，如发散风寒、泻下寒积、祛风除湿、温里散寒、温通行气、温经止血、温化寒痰、补气助阳药多属温热；既可用于寒证、又可用于热证的药物多属平性，但这仅是相对而言。从治疗上，总的原则是“调整阴阳，以平为期”，这就是中医理论在治疗上的基本出发点。针对阴阳盛衰，补其不足，泻其有余，使阴阳偏盛偏衰的异常现象得到纠正，恢复其相对平衡状态。中医常用“寒者热之，热者寒之”的治疗原则，促使失调的阴阳重新恢复到相对的平衡。临床上则以药性之偏来纠正人体阴阳之偏，使达到“阴平阳秘”的治疗效果。

中医诊疗思想的主要特征概括为辨证论治，以此与西医辨病论治相区别。西医讲病症，中医更注重讲证（指机体的综合状况），各有不同的理论体系。

五行是指木、火、土、金、水五种物质及其运动变化。事物的五行属性，是根据五行的特性，运用取象比类法和推演络绎法，对自然界的各种事物和现象进行归类而获知的。

取象比类法：取象，即从事物的形象（包括形态、作用、性质）中找出能反映本质的特有征象。比类（亦称类比），即比较类别，含有归类、分类的意思。用取象比类法对事物进行五行归类，就是将事物的特有征象与五行的抽象特性相比较，以确定事物的五行属性。

推演络绎法：根据已知的某事物的五行属性，推演归纳其他与之相关事物的五行属性。

中医理论根据五行相生相克的原理确定治法及用药，包括“补母泻子”和“抑强扶弱”。补母，即“虚者补其母”，对具有母子关系的脏病虚证，用补母脏的方法治疗。如肝阴不足，用补肾阴的方法治疗。泻子，即“实者泻其子”，对具有母子关系的脏病实证，用泻子脏的方法治疗。如肝火旺，用泻心火的方法治疗。

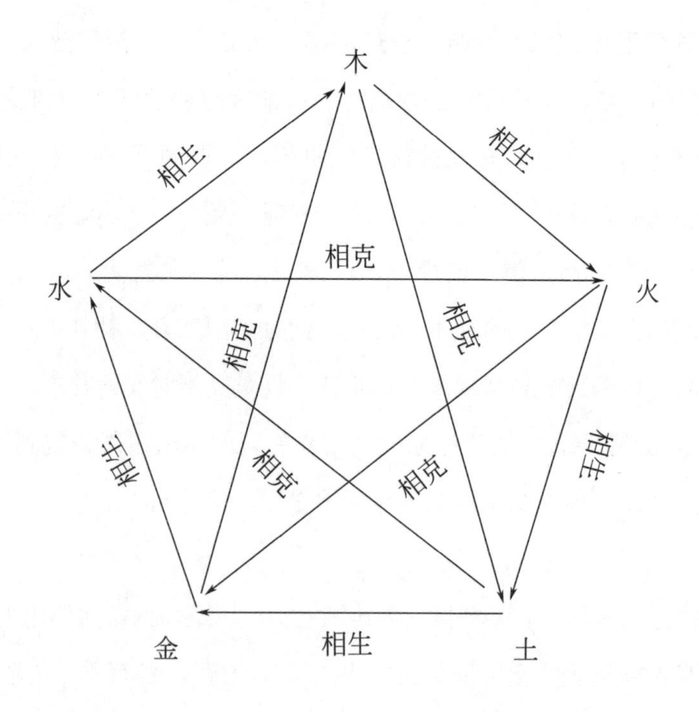

根据五行相生规律制定治疗方法，常用的有：滋水涵木法、益火补土法、培土生金法、金水相生法。五脏相克关系异常出现的相乘、相侮的病理变化，其原因不外乎“太过”和“不及”两个方面。“太过”者属强，表现为功能亢进；“不及”者属弱，表现为功能衰退。因而在治疗上，可采取抑强扶弱的原则，抑制其强，扶助其弱，使疾病易于恢复。

综上所述，中医以阴阳五行作为理论依据，以辨证论治作为诊病治病的主导思想。中药必须在中医辨证论治的理论指导下，才能得到正确的应用，才能把病治好。可以说，中药离开中医辨证论治的理论不能单独存在。

（李璐瑒）

传统
中医药
辑粹

取象思维在传统中医药理论发展中的应用

1.取象思维源于古代哲学

取象思维是中国古代哲学的思维模式，曾作为认识世界的重要方法，被广泛应用于农业、冶铸、探矿、医学等领域。宇宙间的事物表现千差万别，各自具有不同的特性，但是在某种特定的情况下和特定的环境中，又存在着某些共同的属性。用已知之象，推导未知之象，触类旁通，有助于启发思路，获得新的认识，由具体事物推知抽象事理。

取象比类又称援物比类，即取事物共性的“象”，“远取诸物，近取诸身”，作为推论基础；比类，即比较和分类，“引而伸之，触类而长之，则天下之能事毕矣。”传统中医学经典名著《黄帝内经》根据《周易》中取象思维的方式，将类比方法渗透到中医基础理论之中，衍生出阴阳五行、藏象、元气论、六淫等学说。如中医藏象学说认为人体的脏器、神志、液、体、窍，应分别归类于心、肝、脾、肺、肾五个系统，形成五个藏象，这是中医吸取《周易》卦象的取象比类及五行学说类比演义而来的。中医藏象学说的特点在于，把五行学说中五种物质形态的相生相克类比到藏象中来，从而加深了对脏腑之间相互联系的认识。在《周易》朴素的类比思维基础上，《黄帝内经》还把比类取象的方法广泛地应用于中医病理、生理学以及中药相关学科中，促进了中医药理论的发展。

2.取象比类贯穿传统中医药理论的发展

中医理论的建构以“天人合一”观为其前提，无论是阐发基础理论，还是认识具体或使用方剂药物，历代医家都大量借用取象比类的方法，或通过取象比类以求新知，或通过取象比类以论证说理。取象比类的思维方式，贯穿于中医理论对疾病的认识、诊断和用药中，它通俗化、生活化，易为百姓接受。古人以取象比类的方法试药用药，日积月累，从眼看手触的直观，到百味的口尝舌试，逐渐摸索体会出诸药寒热升降之性。千百年中，古人正是以这种思维方法筛选出有效且符合中医基本理论的中药，而那些无效、有毒或不能纳入中医药理论的草根树皮、金石兽毛等，就在这一筛选过程中被逐渐淘汰。由此可见，以取象比类为根本思维方法探索、发现、衍生出的传统中药，是可以且必须按照中医药理论解释并使用的，其效果和安全性也是建立在千百年来古人的探索实践上，这一过程与西药研发中的动物实验、双盲试验等现代科学方法可以说异曲同工。

中医四大经典非常重视“取象比类”，整个脏象体系就是“取象比类”思维的延伸，“取象比类”思维在中医的起源、形成及发展中起着极为重要的作用。认识是在实践基础上产生的，而实践又是在认识指导下进行的，在实践和认识的互动中，能探求出中医学早期实践和认识对后来发展的影响。取象比类方法源于古代中国人对世界的直观、整体、思辨的认识，在传统中医药理论中的具体应用体现在生理、疾病诊断、病因病机、疾病治疗、方剂与药物、病理周期、疾病转移变化等很多方面，此外，中医药理论还以取象思维来制定脉象名称、针名、病证名，如弦脉、镵针、阴阳交证等，贯穿了整个中医药理论发展的全过程。

3.取象比类法的必然性和合理性

《黄帝内经》产生在诸子百家争鸣的学术环境中，不但吸取了道家、法家等各派的优秀学术成果，而且还广泛吸取了诸子百家在哲学方面的成就。在生产力和自然科学尚不发达的古代，人们无法运用科学的解剖、实验方法，直接考察人体内部的形态结构及其相互作用的具体过程。因而在当时特定的历史条件制约下，不得不采取另一种思维方式：通过直观获得感性材料，运用类比、象征的方式形象生动地认识人体自身，从而直接促成了取象比类法的诞生。

按照传统中医药理论的解释，中药治病的原理可以概括为“取象比类”四个字，如同现在常说的“联想”。举例来说，矿物药石膏为白色或无色的透明晶体，最开始人们看到石膏的外形和冰很相似，于是联想到它能够像冰一样清热止渴，经过一代一代人用很长时间验证，发现石膏真的有这样的作用，于是就记载并流传了下来。再比如，中药沙苑子、女贞子的颜色是黑色，形状像人体的肾脏，所以人们联想到它具有补肾的功效，继而还联想到一些其他黑色的中药都有补肾的功效，如桑椹、黑芝麻等，这些后来慢慢都得到了验证并流传了下来。

中药离不开取象比类思维，如诸藤皆缠绕蔓延，纵横交错，无所不至，以之比象人体的络脉，故有通络散结之效，治疗久病入络者，如络石藤、忍冬藤、葡萄藤、鸡血藤等皆有同样的功效。再如，牛膝其节如膝故可治膝关节病，续断多筋而能续绝伤，杜仲多筋坚韧则可坚筋骨，伸筋草其形似筋而能舒筋通络等。又比如，蝉，其声清响，昼鸣夜息，故以蝉蜕治失音、小儿夜啼诸症；虫类善走窜，具搜剔之性，多具活血、祛风湿等功用，如土鳖虫（土元）、蜈蚣等。由此可见，借助取象比类不但可以学习传统中药，还可重新认识某些药物，并发现新中药。

取象比类法是从有限的已知推理、认知未知领域的思维方法，这种古典的思维方法虽然不如近代逻辑学理论那样严密，然而在当时的历史条件下，通过类比，可以启迪人的思维，帮助人们展开想象的翅膀，由此推彼，触类旁通，去认识和发现新的事物。运用这种思维方法，由宏观认识微观，以一般推论个别，从抽象到具体，实现了认识由一个领域向另一个领域的过渡。

综上所述，取象思维是古代人类认识世界、把握对象的一种方式，这种形成于2000多年以前的认识事物的方法应用于中医药理论，使后者变得易于理解，并且能够不束缚于当时有限的生产力水平和实践工具，探索未知，获得新知。这一理论在中医药发展的历史长河中对中医药理论的形成和丰富起到了积极的作用。

（胡欣燕　李璐瑒）

有诸内者，必形诸外——朴素直观的中医“四诊”

中医诊法中的“望、闻、问、切”四诊，是诊察疾病的四种基本方法。中医诊断理论认为，人体“有诸内者，必形诸外”，对疾病的诊断是一个认识的过程，通过四诊来“视其外应，测知其内”。因此望、闻、问、切四诊，是认证识病的主要方法。《黄帝内经》和《难经》两部经典医籍不仅确定了望、闻、问、切四诊的理论基础和方法，而且提出诊断疾病必须结合致病的内外因素全面考虑。诊法是对人体进行全面诊察的方法，借以判断人的健康与疾病状态。

四诊所涉及的范围相当广泛，内容十分丰富，凡人体所表现的一切现象，与生命活动有关的社会和自然环境等，统统在诊察之列。另外，四诊还具有直观性和朴素性，在感官所及的范围内，直接地获取信息，医生即刻进行分析综合，及时做出判断。四诊的基本原理是建立在整体观念和恒动观念的基础上的，是阴阳五行、藏象经络、病因病机等基础理论的具体运用。

1.望诊

望诊，是对患者全身或局部进行有目的的观察，以了解病情，测知脏腑病变。望诊内容主要包括观察人的神、色、形、态、舌象、五官九窍等情况以及排泄物、分泌物等。其中舌诊虽属五官望诊的一部分，但因舌象反映内脏病变较为准确，实用价值较高，因而形成了一种中医独特的传统诊法。

小说、戏剧中常有“咬舌自尽”的情节，是因为舌内血管丰富，咬断后人会因流血过多而死。舌头既然能关生死，那能够反映健康状况也就不足为奇了。舌诊是中医诊断疾病的重要方法，分为望舌苔与望舌质两方面。中医理论认为，人体五脏六腑通过经络循行，直接或间接地与舌有联系，故可以通过舌诊来了解脏腑的虚实和病邪的性质、轻重与变化。其中舌质的变化主要反映脏腑的虚实和气血的盛衰；而舌苔的变化主要用来判断感受外邪的深浅、轻重以及胃气的盛衰。

正常舌象，中医术语简称“淡红舌、薄白苔”。具体说，舌体柔软，运动灵活自如，颜色淡红而红活鲜明；其胖瘦、老嫩、大小适中，无异常形态；舌苔薄白润泽，颗粒均匀，薄薄地铺于舌面，揩之不去，其下有根，与舌质如同一体，干湿适中，不黏不腻等。

中医将舌划分为舌尖、舌中、舌根和舌侧，认为舌尖属心肺，舌中属脾胃，舌根属肾、膀胱，舌两侧属肝胆，所以常见到心火旺的人通常舌尖赤红，胃火旺的人则会出现舌中苔黄。舌的不同部位反映不同的脏腑病变，这在临床上具有一定的参考价值，但不宜机械地看，须与其他症状和体征综合加以考虑。望舌质，是指望舌的本体，包括望舌的肌肉和脉络等组织。望舌质又分为望神、色、形、态四方面。具体内容见表1。

正常舌为色泽淡红，含蓄荣润，胖瘦老嫩适中，运动灵活自如，表示气血充足。见于健康人，也可见于外感初起或内伤病情轻浅者。

表1　望舌质的具体内容

望舌质	分类	舌象特征与临床意义
望舌神：舌神主要表现在舌质的荣润和灵动方面。察舌神之法关键在于辨荣枯	荣舌	荣润而有光彩，表现为舌的运动灵活，舌色红润，鲜明光泽、富有生气，是谓有神，虽病亦属善候
	枯舌	枯晦而无光彩，表现为舌的运动不灵，舌质干枯，晦暗无光，是谓无神，属凶险恶候
望舌色：观察舌体的颜色	淡舌	舌色较正常浅淡，主虚证、寒证，多见于血虚，为阳气衰弱、气血不足象。色淡而胖嫩为虚寒；胖嫩而边有齿痕为气虚、阳虚
	红舌	舌色较正常深，呈鲜红色，主热证，多为里热实证。舌尖红是心火上炎，舌边红为肝胆有热，红而干为热伤津液或阴虚火旺
	绛舌	舌色深红，为热盛，多为邪热深入营分、血分或阴虚火旺。红、绛舌颜色越深，表明热邪越重
	瘀斑舌	舌上有青紫色之瘀点或斑点，多为内有瘀血蓄积
	青紫舌	全舌舌质呈现青紫，或为热极，或为寒证。舌质绛紫色深而干燥为热极，温热病者为病邪传入营分、血分；舌质淡黄紫或青紫而滑润者为阴寒证
望舌形：观察舌质的老嫩、胖瘦、芒刺、裂纹、齿痕等	老嫩舌	“老”即指舌质纹理粗糙，形色坚敛，多属实证、热证；“嫩”指舌质纹理细腻，形色浮嫩，多属虚证或虚寒证
	胖瘦舌	“胖”指舌体胖大、肿胀，多与水湿停留有关。舌质淡而胖，舌边有齿痕者，多属脾虚或肾阳虚、水湿停留；舌质红而肿胀，多属湿热内蕴或热毒亢盛。“瘦”指舌体比正常舌瘦小而薄，多属虚证。舌质淡而舌形瘦者，多为气血不足；舌质红绛而舌形瘦者，多属阴虚内热

续表

望舌质	分类	舌象特征与临床意义
望舌形：观察舌质的老嫩、胖瘦、芒刺、裂纹、齿痕等	芒刺舌	舌乳头增生、肥大，突起如刺，多属热邪亢盛。热邪越重，芒刺越大、越多。临床上芒刺多见于舌尖与舌边，舌尖芒刺多属肝胆热盛
	裂纹舌	舌面上有多种纵行或横行的裂沟或裂纹，多由于黏膜萎缩而形成。少数为先天性，也可见于常人。舌质红绛而有裂纹者多属热盛伤津，阴津耗损；舌质淡而有裂纹者多属血虚之候
	齿痕舌	舌体边缘有牙齿压印的痕迹，故称齿痕舌，其成因多由脾虚不能运化水湿，以致湿阻于舌而舌体胖大，受齿缘挤压而形成齿痕。中医理论认为“胖人多痰湿”，所以齿痕常与胖嫩舌同见，主脾虚或湿盛
望舌态：指舌体运动时的状态。正常舌态是舌体活动灵敏，伸缩自如，病理舌态有强硬、痿软、舌纵、短缩、麻痹、震颤、歪斜、吐弄等	强硬舌	舌体板硬强直不柔和，卷伸不利，运动不灵，甚或不能转动，以致语言謇涩不清，称为强硬舌。多因热扰心神、舌无所主或高热伤阴、筋脉失养，或痰阻舌络所致。多见于热入心包，高热伤津，痰浊内阻、中风或中风先兆等证
	痿软舌	舌体软弱，伸卷无力，痿废不灵，称为痿软舌。多因气血虚极，筋脉失养所致。可见于气血俱虚、热灼津伤、阴亏已极等证
	震颤舌	舌体不自主地颤抖，称为颤动舌。多属气血两虚或肝风内动，可见于血虚生风及热极生风等证
	舌纵	舌伸出口外，内收困难，或不能回缩，称为舌纵。总由舌之肌肉经筋舒纵所致。可见于实热内盛，痰火扰心及气虚证

续表

望舌质	分类	舌象特征与临床意义
望舌态：指舌体运动时的状态。正常舌态是舌体活动灵敏，伸缩自如，病理舌态有强硬、痿软、舌纵、短缩、麻痹、震颤、歪斜、吐弄等	短缩舌	舌体卷缩、紧缩而不能伸长，称为短缩舌。多由以下因素所致：寒凝筋脉，舌收引挛缩；内阻痰湿，引动肝风，风邪挟痰，梗阻舌根；热盛伤津，筋脉拘挛；气血俱虚，舌体失于濡养温煦。无论因虚因实，皆属危重证候
	麻痹舌	舌有麻木感而运动不灵的，叫麻痹舌。多因营血不能上营于舌而致。若无故舌麻，时作时止，是心血虚；若舌麻而时发颤动，或有中风症状，是肝风内动之候
	歪斜舌	伸舌偏斜一侧，舌体不正，称为歪斜舌。多因风邪中络，或痰瘀阻络所致，也有风中脏腑者，但总因一侧经络、经筋受阻，病侧舌肌弛缓，故向健侧偏斜。多见于中风偏瘫或中风先兆
	吐弄舌	舌常伸出口外者为“吐舌”；舌不停舐上下左右口唇，或舌微出口外，立即收回，皆称为“弄舌”。二者合称为吐弄舌，皆因心、脾二经有热，灼伤津液，以致筋脉紧缩频频动摇。弄舌常见于小儿智能发育不全

望舌苔。舌苔是胃之生气所现，由胃气上蒸所生，故胃气的盛衰，可从舌苔的变化上反映出来。清代名医章虚谷曰：“舌苔由胃中生气以现，而胃气由心脾发生，故无病之人，常有薄苔，是胃中之生气，如地上之微草也，若不毛之地，则土无生气矣。”现代医学认为，舌苔的形成，主要为丝状乳头之分化。丝状乳头之末梢分化成角化树，在角化树分枝的空隙中，常填有脱落的角化上皮、唾液、细菌、食物碎屑及渗出的白细胞等，组成正常的舌苔。正常的舌苔为薄白一层，白苔嫩而不厚，干湿适中，不滑不燥。观察舌苔内容为苔的颜色、厚薄及润燥。

病理舌苔，一是胃气夹饮食积滞之浊气上升而生，一是邪气上升而形成。望舌苔包括望苔质和望苔色两方面。具体内容见表2。

表2 望舌苔的具体内容

望舌苔	分类	舌象特征与临床意义
望苔质：观察舌苔的形质，多用来了解疾病变化	厚薄：分为薄苔、厚苔、少苔、无苔	厚薄以“见底”和“不见底”为标准。凡透过舌苔隐约可见舌质的为见底苔，即薄苔，多为疾病初起，病邪在表，病情较轻；不能透过舌苔见舌质的为不见底苔，即厚苔，多示病邪较盛，并已传里，或有胃肠积滞，或有痰湿。苔愈厚表示邪愈盛，病情愈重。舌苔的形成，反映了胃气的有无。舌苔由薄而增厚，多为正不胜邪，病邪由表传里，病情由轻转重，为病势发展的表现；舌苔由厚变薄，多为正气来复，内郁之邪得以消散外达，病情由重转轻，病势退却的表现
	润燥	正常舌苔不干不湿，反映体内津液的情况。舌面润泽，干湿适中，是润苔，表示津液未伤；若水液过多，扪之湿而滑利，甚至伸舌涎流欲滴，为滑苔，是体内有湿或寒湿停留的反映，多见于阳虚而痰饮水湿内停之证；若望之干枯，扪之无津，为燥苔，由津液不能上承所致，多见于热盛伤津、阴液不足，阳虚水不化津，燥气伤肺等证
	腐腻	苔厚而疏松如豆腐渣，堆于舌面，揩之可去，称为腐苔，多为体内实热蒸化胃中食浊，为胃中宿食化腐上泛的表现。常见于痰浊、食积，且有胃肠郁热之证；苔质致密、细腻，揩之不去，刮之不脱，如一层混浊光滑的黏液覆盖于舌面，称为腻苔，多因脾失健运，痰湿内盛，阳气被阴邪所抑制而造成，常见于痰饮、湿浊内停等证

续表

望舌苔	分类	舌象特征与临床意义
望苔质：观察舌苔的形质，多用来了解疾病变化	剥落	患者舌本有苔，忽然全部或部分剥脱，剥处见底，称剥落苔。若全部剥脱，不生新苔，光洁如镜，称镜面舌、光滑舌，是由于胃阴枯竭、胃气大伤、毫无生发之气所致，无论何色，皆属胃气将绝之危候；若舌苔剥脱不全，剥处光滑，余处斑斑驳驳地残存舌苔，称花剥苔，是胃之气阴两伤所致。舌苔从有到无，是胃的气阴不足，正气渐衰的表现；但舌苔剥落之后，复生薄白之苔，乃邪去正胜，胃气渐复之佳兆。值得注意的是，无论舌苔的增长还是消退，都以逐渐转变为佳，倘若舌苔骤长骤退，多为病情暴变征象
	有根苔与无根苔	无论苔之厚薄，若紧贴舌面，似从舌里生出者是为有根苔，又叫真苔；若苔不着实，似浮涂舌上，刮之即去，非如舌上生出者，称为无根苔，又叫假苔。有根苔表示病邪虽盛，但胃气未衰；无根苔表示胃气已衰
望苔色：观察舌苔颜色，可以了解病邪性质	白苔	白苔在临床上最常见，其他颜色的苔可以认为是在白苔基础上转化而形成的。由于外感邪气尚未传里，舌苔往往无明显变化，仍为正常之薄白苔。若舌淡苔白而湿润，常是里寒证或寒湿证。白苔一般属肺，常见于表证、寒证，但临床上也有里证、热证而见白苔者。如舌上满布白苔，如白粉堆积，扪之不燥，为“积粉苔”，是由外感秽浊不正之气，毒热内盛所致，常见于温病或内痈。再如苔白燥裂如砂石，扪之粗糙，称“糙裂苔”，皆因湿病化热迅速，内热暴起，津液暴伤，苔尚未转黄而里热已炽，常见于温病或误服温补之药

续表

望舌苔	分类	舌象特征与临床意义
望苔色：观察舌苔颜色，可以了解病邪性质	黄苔	一般主里证、热证，由于热邪熏灼，所以苔现黄色，可分为淡黄、嫩黄、深黄、焦黄几个等级。一般说，黄苔的颜色越深，则热邪越重。淡黄为微热，嫩黄热较重，深黄热重，焦黄则为热结，黄而干为热伤津，黄而腻则为湿热
	灰黑苔	多主热证，亦有寒湿或虚寒证。舌苔灰黑而干，为热盛伤津；舌苔灰黑而湿润，多属阳虚寒盛。灰黑苔多见于疾病比较严重的阶段。苔色越黑，病情越重。如苔黑而燥裂，甚则生芒刺，为热极津枯。苔黑而燥，见于舌中者，是肠燥屎结，或胃将败坏之兆；见于舌根部，是下焦热甚；见于舌尖者，是心火自焚。苔黑而滑润，舌质淡白，为阴寒内盛，水湿不化；苔黑而黏腻，为痰湿内阻。西医中的肺癌、消化道癌晚期，以及一些慢性病如尿毒症，在病情恶化时也会出现黑苔

舌质与舌苔的综合诊察。疾病的发展过程，是一个复杂的整体性变化过程，因此在分别掌握舌质、舌苔的基本变化及其主病时，还应同时分析舌质和舌苔的相互关系。一般认为察舌质重在辨正气的虚实，当然也包括邪气的性质；察舌苔重在辨邪气的浅深与性质，当然也包括胃气之存亡。从二者的联系而言，必须合参才能认识全面，无论二者单独变化还是同时变化，都应综合诊察。在一般情况下，舌质与舌苔变化是一致的，其主病往往是各自主病的综合。如里实热证，多见舌红苔黄而干；里虚寒证多舌淡苔白而润。但是也有二者变化不一致的时候，故更需四诊合参，综合评判。如苔白虽主寒主湿，但若红绛舌兼白干苔，则属燥热伤津，由于燥气化火迅速，苔色尚未转黄，便已入营；再如白厚积粉苔，亦主邪热炽盛，并不主寒；灰黑苔可属

热证，亦可属寒证，须结合舌质润燥来辨。有时二者主病是矛盾的，但亦需合看。如红绛色白滑腻苔，在外感属营分有热，气分有湿；在内伤为阴虚火旺，又有痰浊食积。因而运用时必须综合诊察。

望诊中除了最重要的舌诊以外，在儿科诊断方面还有两项较具特色的内容，即望小儿头颅和望小儿指纹。

小儿在出生后或在发育过程中，受先天发育不良及某些疾病的影响，均可导致头颅形态发生变化。因此，在儿科疾病中诊察头颅形态十分重要。小儿头型过大或过小，伴有智力低下者，多因先天不足，肾精亏虚，发育不良；头型过大，为先天性脑积水；方颅畸形，多见于佝偻病，亦属肾气不足。头顶圆及方者，提示脑髓充足，发育良好。而头尖者为大脑发育不良，头顶有凸起或有凹陷，都表示大脑发育异常。望小儿头部，尤需诊察颅囟。若小儿囟门凹陷，称为囟陷，是津液损伤，脑髓不足之虚证；囟门高突，称自填，多为热邪亢盛，见于脑髓有病；若小儿囟门迟迟不能闭合，称为解颅，为肾气不足，发育不良的表现。

望指纹，主要是观察其色泽与形态的变化。小儿指纹是指浮露于食指桡侧的可见脉络（即食指掌侧的浅静脉），是由手太阴肺脉分支而来的，所以望小儿指纹与诊寸口脉具有近似的临床意义，适用于3岁以下的幼儿。小儿指纹分风、气、命三关，食指第一节为风关，第二节为气关，第三节为命关。

望小儿指纹的具体方法是：医生用左手握住小儿食指末端，以右手大拇指从命关向气关、风关推擦数次，用力要适当，使指纹明显，便于观察。正常指纹络脉色泽浅红兼紫，隐隐于风关之内，大多不浮露，甚至不明显，多是斜形、单支、粗细适中。

望指纹的临床意义包括：

纹位变化——三关测轻重：纹位是指纹出现的部位。根据指纹在手指三关中出现的部位，以测邪气的浅深、病情的轻重。指纹显于风关附近者，表示邪浅，病轻；指纹过风关至气关者，为邪已深入，病情较重；指纹过气关达命关者，是邪陷病深之兆；若指纹透过风、气、命三关，一直延伸到指甲端者，是所谓“透关射甲”，揭示病情危重。

纹色变化——颜色辨寒热：正常的指纹，黄红相兼，隐现于风关之内。纹色的变化，主要有红、紫、青、黑、白等几种。纹色鲜红，多属外感风寒表证；纹色紫红，多主里热证；纹色青，主风证或痛证；纹色青紫或紫黑色，是血络郁闭；纹色淡白为虚证，多属脾虚、疳积。

纹形变化——浮沉分表里，淡滞定虚实：纹形，即指纹的浅、深、细、粗等变化。如指纹浮而明显的，主病在表；沉隐不显的，主病在里。纹细而色浅淡的，多属虚证；纹粗而色浓滞的，多属实证，为邪盛病重。

总之，望小儿指纹的要诀是：浮沉分表里，红紫辨寒热，淡滞定虚实，三关测轻重，纹形色相参，留神仔细看。

望小儿指纹在西医方面的解释是，指纹充盈度的变化主要与静脉压有关。在心力衰竭、肺炎等患儿，大多数向命关伸延，这是静脉压升高所致。静脉压越高，指纹的充盈度就越大，也就越向指尖方向伸展。指纹的色泽在某种程度上可反映体内的缺氧程度，缺氧越甚，血中还原血红蛋白量就越多，指纹就更显青紫。故在肺炎及心力衰竭的患儿多出现青紫色或紫色的指纹；贫血的患儿则由于红细胞及血红蛋白减少，指纹色也变淡。

2.闻诊

闻诊，是通过听声音、嗅气味以辨别患者内在的病情。

传统中医的听声音，主要是指通过耳闻患者口中发出的宫、商、角、徵、羽五音的异常变化来诊察疾病的一种方法。古代医家非常重视五音的诊法，把它视为闻诊的基础。在古代的音乐中，宫、商、角、徵、羽代表了声音从低至高的五个音阶。中医将这五个音阶应用到医学并与五行及五脏相对应，肝木音角，心火音徵，脾土音宫，肺金音商，肾水音羽。五音又可分为正常的音与异常的音，若发出的音正常，表示脏腑功能活动正常，若异常，则表示脏腑发生了病变。

除此之外，听声音还要听患者言语气息的高低、强弱、清浊、缓急等变化，以及咳嗽、呃逆等异常的声响，以分辨病情的寒热虚实。

正常、健康的声音，虽有个体差异，但发声自然，音调和畅，刚柔相济，此为正常声音的共同特点。病变声音，指疾病反映于声音上的变化。一般来说，在正常生理变化范围之外以及个体差异以外的声音，均属病变声音，包括发音方面的音哑、失音、鼻鼾、呻吟、惊呼等（表3），语言方面的狂言谵语、独语错语、郑声等，呼吸方面的喘、哮、上气、短气、气微、气粗、太息、咳嗽等，以及消化方面的呕吐、嗳气、呃逆、肠鸣等。

表3　中医闻诊的诊断术语

术语	释义	病因病机或临床意义
音哑与失音	声低，嗓子干涩发音困难，称音哑，完全发不出声音称失音。二者病因病机基本相同，当先辨虚实	多因外感风寒或风热，寒热相交伤肺所致。新病多属实证，因外感风寒或风热袭肺，或因痰浊壅肺，肺失清肃所致。久病多属虚证，因精气内伤，肺肾阴虚，虚火灼金所致
鼻鼾	气道不利时发出的异常呼吸声	若鼾声不绝，昏睡不醒，多见于热入心包，高热神昏或中风入脏之危证
呻吟	身有痛处或胀满时，发出哼哼声	多为头痛、胸痛、腹痛、齿痛等疼痛
惊呼	由于出乎意料的刺激而突然发出喊叫声	小儿阵发惊呼，声尖惊恐，多是肝风内动，扰乱心神之惊风证。骤发剧痛或惊恐常令人发出惊呼

续表

术语	释义	病因病机或临床意义
狂言	表现为骂詈歌笑无常、胡言乱语、喧扰妄动、烦躁不安等，主要见于狂证，俗称“武痴”“发疯”	患者情绪处于极度兴奋状态，多属阳证、热证。多因痰火扰心、肝胆郁火所致
谵语	表现为神志不清，胡言乱语，声高有力，往往伴有身热烦躁等	常为急重症见症，多属实证、热证，多种疾病可见
独语	表现为独自说话，喃喃不休，首尾不续，见人便止	多因心之气血不足，心神失养，或因痰浊内盛，上蒙心窍，神明被扰所致
错语	表现为语言颠倒错乱，或言后自知说错，不能自主，又称为“语言颠倒”“语言错乱”	多因肝郁气滞，痰浊内阻，心脾两虚所致
语言謇涩	说话不流利、含糊不清、缓慢、词不达意	多见于中风后遗症或热病后期
郑声	表现为神志昏沉，语言重复，时断时续，语声低微模糊	多因心气大伤、神无所依而致，属虚证
喘	又称“气喘”，是指呼吸急促困难，短促急迫，甚至张口抬肩，鼻翼煽动，端坐呼吸，不能平卧的现象	可见于多种急慢性肺脏疾病。喘分虚实：一为实喘，发作急，一般为形体壮实，脉实有力，多属肺有实热，痰饮内停；另一为虚喘，发病缓慢，吸少呼多，一般为脉虚无力的形体虚弱者，属肺肾虚损
哮	以呼吸急促，喉中痰鸣如哨为特征。多反复发作，不易痊愈。往往在季节转换、气候变动突然时复发	哮证又分寒热两种，一为寒哮，又称“冷哮”，多在冬春季节，遇冷而作，因阳虚痰饮内停，或寒饮阻肺所致；另一为热哮，常在夏秋季节，气候燥热时发作，因阴虚火旺或热痰阻肺所致

续表

术语	释义	病因病机或临床意义
上气	以呼吸气急，呼多吸少为特点，可兼有气息短促，面目浮肿，为肺气不利，气逆于喉间所致	有虚证和实证之分，实证以痰饮阻肺或外邪袭肺为多见，虚证以阴虚火旺为多见
短气	以呼吸气急而短促，不相接续为特点，其症似虚喘而不抬肩，似呻吟而无痛楚	多因肺气不足所致。此外，若胸中停饮也可见短气，为水饮阻滞胸中气机，肺气不利而致
少气	以呼吸微弱，语声低微无力为特点	患者多伴有倦怠懒言，面色无华，于谈话时自觉气不足以言，常深吸一口气后再继续说话，为全身阳气不足之象
气粗、气微	患者呼吸时鼻中气息粗糙或微弱	气息粗糙多属实证，为外感六淫之邪或痰浊内盛、气机不利所致；气息微弱多属虚证，为肺肾气虚所致
咳嗽	肺病中最常见的症状，是肺失肃降，肺气上逆的表现。“咳”是指有声无痰；“嗽”是指有痰无声，“咳嗽”为有声有痰	咳声重浊声粗多属实证，咳声无力多属虚证；干咳阵阵而无痰为燥咳，咳时痰声辘辘多为痰湿咳嗽
顿咳	又称为“百日咳”，其特点是咳嗽阵作，咳声连续，是痉挛性发作，咳剧气逆则涕泪俱出，甚至呕吐，阵咳后伴有怪叫，其声如鹭鸶鸣	多见于五岁以下的小儿，好发于冬春季节，其病程较长，不易速愈。多因风邪与伏痰搏结，郁而化热，阻遏气道所致。一般初病多属实，久病多属虚；痰多为实，痰少为虚；咳剧有力为实，咳缓声怯为虚。实证顿咳多由风寒犯肺或痰热阻肺所致。虚证顿咳多见肺脾气虚
犬吠样咳嗽	干咳阵作，伴有音哑	多为白喉病疫毒内传，里热炽盛而成

续表

术语	释义	病因病机或临床意义
太息	又称“叹息”，指患者自觉胸中憋闷而长嘘气，嘘后胸中略舒的一种表现	是因气机不畅所致，以肝郁和气虚多见
呕吐	又可分呕吐、干呕。有声有物称为呕；有物无声称为吐，如吐酸水、吐苦水等；干呕是指欲吐而无物有声，或仅呕出少量涎沫。临床统称为呕吐	由于导致胃气上逆的原因不同，故呕吐的声响形态亦有区别，从而可辨病证的寒、热、虚、实。如吐势徐缓，声音微弱者，多属虚寒呕吐；而吐势较急，声音响亮者，多为实热呕吐
嗳气	俗称“打饱嗝”，是气从胃中上逆出咽喉时发出的声音，多不属于病态	
呃逆	俗称“打咯忒”，是胃气上逆，从咽部冲出，发出一种不由自主冲击声的症状，为胃气上逆，横膈拘挛所致	呃声高而短，且响亮有力，多属实热；低而长，且微弱无力，多属虚寒
肠鸣	即腹中鸣响，可凭借声音辨别病位和病情	胃部肠鸣如囊中水，振动有声，行走时以手按之，为痰饮阻滞；肠鸣在腹部，得温得食则减，受寒或饥饿加重，多因久病不愈，或过食生冷，或腹部受寒，是胃肠气机不和所致

中医诊断中对气味的闻诊，可分为嗅病体的气味与病室的气味两种，都是指与疾病有关的气味而言的。以病体的气味来说，我们可以透过闻患者的口气知道其疾病的状况，如：有口臭多属消化不良，或有龋齿，或口腔不洁；口出腐臭气的，多是内有溃腐疮疡；口出臭秽气的，是胃热；口出酸臭气的，是胃有宿食。而病室的气味，是由病体本身或其排泄物所发出的。气味从病体发展到病室，可以说明疾病的沉重情形。如：瘟疫病开始，即有臭

气触人，轻则盈于床帐，重则充满一室；病室有血腥臭，多为失血；有尿臊气多为水肿病晚期；有烂苹果样气味多为糖尿病晚期（即消渴晚期）；有腐臭或尸臭气味的，提示脏腑败坏，病属危重。

对病体排出物的闻诊，可结合望诊来判断。例如，汗有臭秽气味，为瘟疫；汗有腥膻气味，为风湿热久蕴于肌肤；咳吐浊痰脓血，有腥臭味，多是肺痈；鼻出臭气，经常流浊涕为鼻渊证；大便酸臭、秽臭为肠中积热，气味腥臭多属寒；小便臊臭，多为湿热；呕吐物气味臭秽，多因胃热炽盛；呕吐物气味酸腐，呈完谷不化之状，则为宿食内停；呕吐物腥臭，挟有脓血，多见于胃痈；呕吐物为清稀痰涎，无臭气或腥气为脾胃有寒；嗳气酸腐，多因胃脘热盛或宿食停滞于胃而化热；嗳气无臭，多因肝气犯胃或寒邪客胃所致。

3.问诊

问诊，是通过对患者或陪诊者进行系统而有目的的询问，以了解病情及有关情况。问诊内容涉及有关疾病的诸多情况，如患者的一般项目，包括姓名、性别、年龄、民族、职业、婚否、籍贯、现单位、现住址等；问患者的主诉，包括自觉症状、起病原因、发病经过、治疗经过；问患者的生活起居习惯、平素体质及既往病史、家族病史等。具体来说，可以包括问寒热、问汗、问疼痛、问睡眠、问饮食口味、问二便等。这些情况，医者只有通过问诊才能了解，所以问诊是中医诊法中非常重要的一环，它对分辨疾病的阴阳、表里、寒热、虚实能提供重要的依据。

张景岳“十问歌”概括了一般问诊的顺序和方法：一问寒热二问汗，三问头身四问便，五问饮食六问胸，七聋八渴俱当辨，九问旧病十问因，再兼服药参机变，妇人尤必问经期，迟速闭崩皆可见，再添片语告儿科，天花麻疹全占验。“十问歌”的具体内容参见表4。

表4 “十问歌”的具体内容

<table>
<tr><th colspan="2">项目</th><th>分类</th><th>证候</th></tr>
<tr><td colspan="2" rowspan="4">问寒热</td><td>但寒不热</td><td>恶风、恶寒、寒战、畏寒</td></tr>
<tr><td>但热不寒</td><td>壮热、潮热、阳明潮热、湿温潮热、阴虚潮热、气虚发热、小儿夏季热</td></tr>
<tr><td>恶寒发热</td><td>恶寒与发热感觉并存</td></tr>
<tr><td>寒热往来</td><td>患者恶寒与发热交替发作，其寒时自觉寒而不热，其热时自觉热而不寒</td></tr>
<tr><td colspan="2" rowspan="3">问汗</td><td>无汗</td><td></td></tr>
<tr><td>有汗</td><td>脱汗、绝汗、盗汗、自汗等</td></tr>
<tr><td>局部出汗</td><td>头汗、半身汗、手足汗</td></tr>
<tr><td rowspan="6">问疼痛</td><td rowspan="6">疼痛性质</td><td>胀痛</td><td>痛且有胀感。在身体各部位都可以出现，但以胸胁、胃脘、腹部较为多见。多因气机郁滞所致</td></tr>
<tr><td>刺痛</td><td>疼痛如针刺。疼痛的范围较小，部位固定不移，多因瘀血所致，以胸胁、胃脘、小腹、少腹部最为多见</td></tr>
<tr><td>绞痛</td><td>痛势剧烈如绞割。疼痛有剜、割、绞结之感，难以忍受。多为有形实邪突然阻塞经络闭阻气机，或寒邪内侵，气机郁闭，导致血流不畅而成</td></tr>
<tr><td>窜痛</td><td>疼痛部位游走不定或走窜攻痛。痛处不固定，或感觉不到确切的疼痛部位。多为风邪留滞机体的经络关节，阻滞气机，产生疼痛</td></tr>
<tr><td>掣痛</td><td>痛处有抽掣感或同时牵引他处而痛。疼痛多呈条状或放射状，或有起止点，有牵扯感，多由筋脉失养或经络阻滞不通所致</td></tr>
<tr><td>灼痛</td><td>痛处有烧灼感。感觉痛处发热，如病在浅表，有时痛处亦可触之觉热，多喜冷凉。多由火热之邪窜入经络，或阴虚火旺，虚热灼于经络所致</td></tr>
</table>

续表

项目		分类	证候
问疼痛	疼痛性质	冷痛	痛处有冷感。感觉痛处发凉，如病在浅表，有时触之亦觉发凉，多喜温热。多因寒凝筋脉或阳气不足而致
问疼痛	疼痛性质	重痛	疼痛伴有沉重感。多见于头部、四肢及腰部。多因湿邪困阻气机而致
问疼痛	疼痛性质	空痛	痛而有空虚之感。疼痛有空旷轻虚之感，喜温喜按。多为精血不足而致
问疼痛	疼痛性质	隐痛	痛而隐隐，绵绵不休。痛势较轻，可以耐受，隐隐而痛，持续时间较长。多因气血不足，或阳气虚弱使经脉气血运行滞涩所致
问疼痛	疼痛部位	头痛、胸痛、胁痛、胃脘痛、腹痛、腰痛、背痛、四肢痛、周身痛	
问饮食与口味		问口渴与饮水	口渴不饮，口渴欲饮
问饮食与口味		问食欲与食量	不欲食、纳呆、纳少，消谷善饥，偏嗜、异嗜，厌食，饥不欲食
问饮食与口味		口味	口淡乏味、口甜、口涩、口黏腻、口酸、口苦、口咸
问二便		问大便	便秘、泄泻、肛门灼热、排便不爽、里急后重、滑泻失禁、肛门气坠、完谷不化、溏结不调、脓血便
问二便		问小便	小便涩痛、癃闭、余沥不尽、小便失禁、遗尿、小便频数
问睡眠		失眠、嗜睡	
问经带		月经先期、月经后期、月经先后不定期、月经过多、月经过少、崩漏、经闭、经行腹痛、经色经质异常	
问小儿		小儿科古称“哑科”，不仅问诊困难，而且不一定准确。问诊时，若小儿不能述说，可以询问其亲属。问小儿，除了一般的问诊内容外，还要注意询问出生前后情况、喂养情况、生长发育情况等	

医者在问诊的同时，要总结归纳得到的信息，用于对患者的辨证，从而做到“边问边辨”。通过问诊来综合考量患者的各种信息，对诊断和治疗用药都是有很重要意义的。同时，在传统中医诊断的问诊过程中，也比较讲究技巧和经验，绝不仅是例行公事般的应付询问，否则不仅不利于收集与疾病治疗相关的信息，也容易使患者对医者产生不信任和抵触等情绪。《黄帝内经•灵枢》师传篇中就引用了“入国问俗，入家问讳，上堂问礼”的简单道理，突出了“临病人问所便”的重要性，强调在问诊中，要问清楚患者的喜好，注意患者的好恶，从而取得患者的合作以便采取相应的治疗措施。

无论中医、西医，都有问诊，但是所问的具体内容则各有侧重。相对来说，中医问诊更细、更难，更具艺术性和技术性，不仅问与病症有关的内容，还要根据辨证用药所需来问，用患者能够理解的、形象的语言来问。比如对过敏性鼻炎患者，一定要问患者的出汗情况，因为出汗的多少、部位等，常决定治疗用药。又如通过问患者上楼时的难易度，来判定是否有“身重”（判断湿邪的一个重要指征）的症状。所以，不精通医道、治疗方药不熟者，往往很难问到关键之处。

可以说，问诊最能反映一位中医大夫的诊疗水平。问诊是诊察疾病的重要方法，是临床诊察疾病的第一步，它可以弥补其他三种诊察方法之不足。在疾病的早期或某些情志所致之病，患者只有常见症状，如头痛、失眠等，而无明显客观体征，问诊就尤为重要。它能提示病变的重点，有利于疾病的早期诊断。正确的问诊往往能把医生的思维判断引入正确的轨道，有利于对疾病做出迅速准确的诊断。对复杂的疾病，也可通过问诊为下一步继续诊察提供线索。一般说来，患者的主观感觉最真切，某些病理信息，目前还不能用仪器测定，只有通过问诊才能获悉真实的病情。在辨证中，问诊获得的资料所占比重较大，也最全面、最广泛。

4.切诊

切诊，是诊察患者的脉候和身体其他部位，以测知体内、体外一切变化情况从而诊察疾病的方法。切诊包括按诊和脉诊两部分内容。

按诊，就是医者用手直接触摸、按压患者体表某些部位，以了解局部的异常变化，从而推断疾病的部位、性质和病情轻重等情况，获得辨证资料的一种诊断方法。按诊一般包括按肌肤、按手足、按胸腹、按腧穴四方面内容。

脉诊，就是按脉搏，也即常说的“号脉”“把脉”“切脉”。

切脉和看舌象并列为中医特色的诊断方法。中医认为人身血管四通八达，气血在心肺作用下循环周身，人体任何地方发生病变，都会影响气血的变化而从脉象上显示出来，因此通过诊脉可以了解全身气血的情况。

实际上在脉诊发展过程中，诊脉的部位有三种。

一是遍诊法，见于《素问·三部九候论》，切脉的部位在头、手、足三部，每一部各有天、人、地三候，合为三部九候。因为应用不便，后世多不用。

二是三部诊法，见于汉代张仲景所著的《伤寒杂病论》，即以颈部人迎（颈侧动脉）、双上肢的寸口和双足背的趺阳（足背动脉）三脉，分候胃气与十二经之气。亦有加诊太溪以候肾气。

三是寸口诊法，即目前广泛使用的方法，自晋以来，普遍沿用至今。寸口诊法始见于《内经》，主张独取寸口始于《难经》，但当时这一主张未能普遍推行。直至晋代王叔和的《脉经》，才推广了独取寸口的诊脉方法。但历代对于寸、关、尺配属脏腑说法不一，目前多以下图为准：

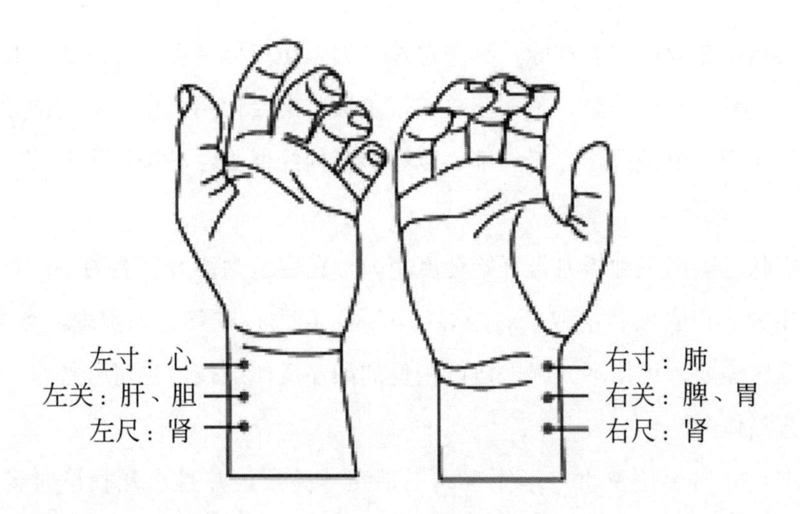

寸口又称脉口、气口，其位置在腕后桡动脉搏动处，诊脉独取寸口的理论依据是：寸口为手太阴肺经之动脉，为气血汇聚之处，而五脏六腑十二经脉气血的运行皆起于肺而止于肺，故脏腑气血之病变可反映于寸口。另外，手太阴肺经起于中焦，与脾经同属太阴，与脾胃之气相通，而脾胃为后天之本，气血生化之源，故脏腑气血之盛衰都可反映于寸口，所以独取寸口可以诊察全身的病变。

寸口分寸、关、尺三部，以高骨（桡骨茎突）为标志，其稍内方的部位为关，关前（腕端）为寸，关后（肘端）为尺。两手各分寸、关、尺三部，共六部脉。每部有浮、中、沉三候，称为三部九候。有的人因桡动脉解剖位置差异，脉不见于寸口部，而于拇指腕侧处，即寸口背侧，称为反关脉；有的从尺部斜向手背，称为斜飞脉；另有极少数出现于腕部其他位置。这些都是生理特异脉位，不属病脉。

所谓"持脉有道，虚静为保"，就是要求在诊脉时，最重要的是要能够虚其心，静其志。让患者手臂平放于心脏同一水平位置，手掌向上，前臂放平，并在腕关节背垫上脉枕，这样可使气血运行无阻，以反映机体的真正脉象。医者用左手按诊患者的右手，用右手按诊患者的左手。诊脉下指时，首先用中指按在掌后高骨内侧关脉位置，接着用食指按在关前的寸脉位置，无名指按在关后尺脉位置。位置放准之后，三指应呈弓形，指头平齐，以指腹接触脉体。布指的疏密可因人而异，总以适度为宜。

三指平布同时用力按脉，称为总按；为了重点体会某一部脉象，也可用一指单按其中一部脉象。临床上总按、单按常配合使用，这样对比的诊脉方法颇为实用。单按分候寸口三部，以察病在何经何脏，总按以审五脏六腑的病变。

切脉时运用三种指力，开始轻度用力，在皮肤为浮取，名为举；然后中等度用力，在肌肉为中取，名为寻；再重度用力，在筋骨为沉取，名为按。根据临床需要，可用举、寻、按或相反的顺序反复触按，也可分部以一指直按的方法体会。

小儿寸口部位狭小，不能容纳三指定寸关尺。并且小儿临诊时容易惊哭，惊则气乱，脉气亦乱，难于掌握。故诊小儿脉可用“一指（拇指）定关法”：医生用左手握小儿手，再用右手大拇指按小儿掌后高骨脉上，分三部以定息数。

正常脉象：健康人的脉象称为正常脉象，术语称平脉或缓脉，一般是三部有脉，不浮不沉，不大不小，不强不弱，不快不慢，均匀和缓，节律整齐，强弱一致，一息（即一呼一吸的时间）四至或五至（72 ～ 80次/分）。

正常脉象有胃、神、根三个特点。

有胃：古人对有胃气的脉象说法很多，总的来说，正常脉象不浮不沉，不快不慢，从容和缓，节律一致，这便是有胃气。即使是病脉，无论浮沉迟数，但有徐和之象者，亦是有胃气。脉有胃气，则为平脉；脉少胃气，则为病变；脉无胃气，则属真脏脉，或为难治或不治之征象。故脉有无胃气对判断疾病凶吉预后有重要意义。

有神：有神的脉象形态，即脉来柔和，如见弦实之脉，弦实之中仍带有柔和之象；微弱之脉，微弱之中不至于完全无力者，都叫有脉神。神之盛衰，对判断疾病的预后有一定的意义。但必须结合声、色、形三者，才能做出正确的结论。

有根：三部脉沉取有力，或尺脉沉取有力，就是有根的脉象。病中肾气犹存，先天之本未绝，尺脉沉取尚可见，便是有生机。若脉浮大散乱，按之则无，则为无根之脉，为元气离散之象，标志病情危笃。

脉象受体内外因素的影响而发生生理的或暂时的变化，也属正常。如：年龄越小，脉跳越快，婴儿脉急数，每分钟120～140次，五六岁儿童常为一息六至，每分钟90～110次。青壮年体强，脉多有力；年老人体弱，脉来较弱。成年女性较男性脉细弱而略快。瘦人脉较浮，胖人脉多沉。重体力劳动、剧烈运动、长途步行、饮酒、饱餐，脉多快而有力；饥饿时则脉较弱。其他如四时气候、地理环境、情志等，都是影响正常脉象的因素。

病理性脉象：疾病反映于脉象的变化，叫作病脉。一般来说，除了正常生理变化范围以及个体生理特异之外的脉象，均属于病脉。不同的病理脉象，反映了不同的病症。我国最早的脉学专书《脉经》提出二十四种脉象，《景岳全书》提出十六种，《濒湖脉学》提出二十七种，李士材的《诊家正眼》又增加疾脉，故近代多以二十八脉论述（表5）。

脉象是通过位、数、形、势四方面来体察的。“位”即脉之部位，是指在皮肤下的深度而言。脉位分浮、沉，浅显于皮下者为浮脉，深沉于筋骨者为沉脉。“数”即至数，是指脉动的速率，脉数分迟、数，一息不足四至为迟，一息五六至为数。“形”即形态，包括脉管的粗细及其特殊形象。“势”即脉动的气势或力量，以辨虚实，如脉来势大有力为实，脉动势小无力为虚等。

在二十八病脉中，有单一脉与复合脉之别。有的脉在位、数、形、势方面仅有单一的变化，如浮脉、沉脉表现为脉位的变化，迟脉、数脉表现为至数的变化。这种单方面变化而形成的脉象，称单一脉。许多脉象要从位、数、形、势多方面综合体察，才能进行区别。如弱脉由虚、沉、小三脉合成，牢脉由沉、实、大、弦、长五脉合成，浮大有力势猛为洪脉等，这种由两个或两个以上方面的变化而形成的脉象，称复合脉。单一脉往往不能全面反映疾病的本质，而复合脉则可以从多方面反映疾病的情况。除了上述二十八脉之外，还常出现数种脉象并见的相兼脉，如浮紧、浮缓、沉细、滑数等。

表5 二十八脉归类及特征

浮脉类	浮、洪、濡、散、芤、革六脉	脉位浅，浮取即得
沉脉类	沉、伏、弱、牢四脉	脉位较深，重按乃得
迟脉类	迟、缓、涩、结四脉	脉动较慢，一息不足四到五至
数脉类	数、疾、促、动四脉	脉动较快，一息超过五至
虚脉类	虚、细、微、代、短五脉	脉动应指无力
实脉类	实、滑、弦、紧、长五脉	脉动应指有力

小儿脉象主病，以浮、沉、迟、数定表、里、寒、热，以有力无力定虚实，不详求二十八脉。其次，小儿肾气未充，脉气止于中候，不论脉体浮沉，重按多不见，若重按乃见，便与成人牢实脉同论。

中医诊断理论中的脉诊博大精深，在四诊中显得最为玄妙，最难掌握。仅以附表中的二十八脉为例，据说有的医家终其一生都见不全。在中医诊疗实践中用这二十八种常用脉象及其相兼脉，可以概括临床错综复杂、千变万化的脉象，基本上可以满足“辨证论治”的需要。

20世纪50年代以来，中医的切脉术作为现代医学科学研究的新项目，引起中外学者的关注，并已取得长足的进展，如对检测脉象仪器的研制、脉图的描记、数据的分析、血循环与脉象的研究等，都已取得重要的科研成果。

（李璐瑒）

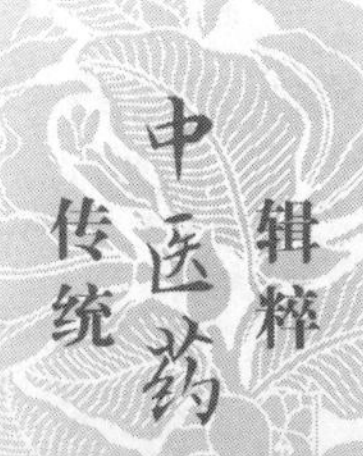

四季更迭变换　用药因时而异

四时，在中国古代是一个很早就出现的哲学概念，最初与农业息息相关，到战国时期作为客观规律被人们尊崇而奉行。它由基本概念、范畴，发展成为探索事物深层本质的手段、思维方法，即事物变通的思维方法。

中医理论具有鲜明的四时特征。古人很早就认识到，在春、夏、长夏、秋、冬季节中用药宜分别加辛温、辛热、甘苦、酸温和苦寒之药，以顺应春升、夏浮、秋降和冬沉之气，做到顺四时气象而养天和之气。

1.用药因时而异符合“取象比类”的思维方法

“四时用药”是最能够体现中医用药因时而异的。按照“天人相应”之说，人与自然界是一个统一的整体，人只有顺应自然界的变化，并按照“天、地、日、月、星辰”的变化规律作息、养生、用药，才可以使自己的生活节律符合自然变化。中医理论中有“四时脉象”“四时五脏”“四时养生”之说，古医家很早就认识到季节气候的变化可以影响人体气血、阴阳、脏腑、经络的功能活动，具有时序性的变化规律，体现在生理、病理、治法、养生等很多方面。在用药上，根据传统中医阴阳五行的理论，因四时变化而“各有所宜，亦各有所忌”，因此“随宜避忌，方得药力之益，不致有损”。

人体的生理、病理因气血、阴阳、脏腑、经络的功能活动而具有时序特征，相应地具有时序变化规律。天人相应观认为，不仅一年四季气候变化对人体有影响，而且一日之中昼夜晨昏变化对人体也有影响。如在体温的升降、精神的兴奋与抑制等方面，都能明显地表现出来。就人体的阳气而言，早晨阳气开始活跃于体表，中午阳气最旺盛，傍晚体表阳气衰少，夜半阳气入藏于里。因此，昼夜晨昏之中自然界阴阳消长变化，人体亦与之相应。

根据四时季节不同，人体气血运行状态也不同，如“春气在经脉，夏气在孙络，长夏气在肌肉，秋气在皮肤，冬气在骨髓中”，又如“正月、二月……人气在肝，三月、四月……人气在脾，五月、六月……人气在头，七月、八月……人气在肺，九月、十月……人气在心，十一月、十二月……人气在肾”，这些理论表明治病应随四时变化调理气血运行。这里所说的四时用药与传统中医药理论中“取象比类，推演络绎”的思维方法是一致的。

2. 四时生理、病理决定四时用药

人体的生命运动与四时规律同步。《素问·宝命全形论》曰：“天覆地载，万物悉备，莫贵于人。人以天地之气生，四时之法成。”这里蕴含的哲学思想同西医的“生物钟”理论如出一辙。人体的气血随着季节的变化，运行的部位也不同。气血运行的趋势不同，就形成了四时脉象，并且正常脉象随四时而变。此外，“四时五脏”的概念也认为五脏的功能活动与四时季节的气象、时间节律密切相关。

由于四时变化不但影响着人体生理活动状态，而且直接影响疾病的发展变化和病变特点，所以疾病的诊断和治疗也要考虑四时的因素。中医治疗疾病的方法蕴含着极为丰富的四时观念。治疗疾病，不论采取什么样的具体方法都应注意“天时”，这才是最高明的治法。如《灵枢·百病始生篇》所说：

"察其所痛，以知其应，有余不足，当补则补，当泻则泻，毋逆天时，是谓至治。"在处理标本治法时，也应考虑四时。

除此以外，还应该顺应四时变化而养生，如"春夏养阳，秋冬养阴"。因为春夏阳气在外，易泄，不能过用；而秋冬阳气潜藏，阴气在外，因此要注意养阴。再比如，在春秋季节的穿衣方面要"春捂秋冻"。中医认为，冬季人的肌腠处于收敛状态，以抵御寒冷。到了春天，皮肤汗孔转为排汗散热，此时如突然减衣，受风着凉易于致病。这些都属于中医四时养生的理论。

可见，中医非常重视四时变化对人体生理、病理、诊断、治疗以及养生的影响，不仅将传统哲学概念同中医药理论结合起来，更蕴含了气象及时间医学的科学思想。

关于具体的四时用药，可遵循李时珍《本草纲目·四时用药例》中"升降浮沉则顺之，寒热温凉则逆之"之道，故春月宜加辛温之药，薄荷、荆芥之类，以顺春升之气；夏月宜加辛热之药，香薷、生姜之类，以顺夏浮之气；长夏宜加甘苦辛温之药，人参、白术、苍术、黄柏之类，以顺化成之气；秋月宜加酸温之药，芍药、乌梅之类，以顺秋降之气；冬月宜加苦寒之药，黄芩、知母之类，以顺冬沉之气，所谓顺时气而养天和也。

春季的三个月里，天地俱生，万物复苏，欣欣向荣，正是阳生阴长之时。春气太过，则阳多阴少，水不涵木，风气内动，当滋阴以敛之，药宜芍药甘草汤、小建中汤、杞菊地黄丸之属，大忌升提发散助阳抑阴之品；春气不及，则阳少阴多，生发不畅，阴凝阳郁，郁久反生湿热，当助阳以升之，药宜当归四逆汤、桂枝加桂汤、桂枝附子汤之属，大忌清利湿热助阴伐阳之品。

夏季的三个月里，天地气交，万物生长，开花结果，正是阳极阴反之时。夏气太过，则阳多阴少，发散无节，阴精外泄，汗出流离，当助阴以收之，药宜炙甘草汤、黄连阿胶汤、麦门冬汤、生脉散合芍药甘草汤之属，大忌壮火散气助阳伐阴之品；夏气不及，则阳少阴多，乌云蔽日，地气冒明，神不能外达，头为之昏重，当益火以消之，药宜桂枝甘草汤、附子理中汤、桂枝附子汤之属，大忌敛阴泻阳之品；夏至阳极，忌用辛温，恐坏阳明阴反之合机也。阴盛者不在此例。

秋季的三个月里，天气以急，地气以明，正是阳杀阴藏之时。秋气太过，则阴多阳少，气反上逆，当助阳以开之，药宜干姜甘草汤、理中汤、柴胡桂枝干姜汤之属。秋气不及，则阴少阳多，阳气不敛。金气从革，火气上炎，燥实乃生。当滋阴以敛之，合阳以降之。药宜生脉散、麦门冬汤、白虎加参汤甚或三承气汤之属，大忌助火刑金之品。

冬季的三个月里，精气内收，万物闭藏，正是阴极阳反之时。冬气太过，则阴多阳少，气机闭塞，阳气衰微，血气凝滞，当助阳以起之。药宜四逆汤、真武汤、附子汤之属，大忌滋阴降火苦寒伐阳之品。冬气不及，则阴少阳多，藏令不举，精气外泄，扰动不安，当壮水以制之。药宜麦味地黄丸、肾气丸、滋肾丸、封髓丹之属，大忌扶阳抑阴之品。冬至阴极，忌用苦寒，恐坏厥阴阳反之合机也。阳盛者不在此例。

就具体疾病来说，中医学在用药的过程中讲究“三因制宜”，即用药要考虑到季节的不同，地域环境的不同及体质的不同，而选择不同的药物和服药时间。比如按时令补益，中医认为春温、夏热、秋燥、冬寒，人的生理病理受这些季节气候的变化影响。春季肝病多发，可应用一些滋阴养肝的药物，如枸杞子、女贞子、杭菊花等。夏季人体出汗较多，易伤津耗气，故可常饮生脉饮、沙参麦冬汤等，既可养阴益气，又可防暑降温。秋季天气转凉，气候干燥，人体开始处于收缩的状态，这时就可以服用一些生津润燥的药物，如银耳冰糖川贝汤、秋梨膏等。冬季天气寒冷，为了抗寒保温越冬，人体处于准备储藏能量的阶段，此时予以适当的进补，增加体内的精血、元气，既可防寒抗病，又能为翌年春天打下良好的生长基础。可用人参、枸杞子、何首乌、杜仲、肉苁蓉、天麻、核桃仁等，阴阳皆虚者还可服用金匮肾气丸，脾气弱者可服用人参归脾丸。由以上可以看出，一年四季的变化与药物的选择有着密切的联系。

3. 四时用药——变通权宜，不可泥一

“春生，夏长，秋收，冬藏，是气之常也，人亦应之。”春夏属阳，秋冬属阴，在用药上根据药性而有所偏重和选择，这是四时用药最基本的原理。在具体应用时既要辨证，又要变通。《内外伤辨惑论》四时用药加减法中提到这样的例子：补中益气汤在不同季节使用配以不同加减，体现了四时用药的变通权宜。如“食不下”是由于胸中胃上有寒，或气涩滞，可加青皮、木香、陈皮；如果是在冬月，可加益智、草豆蔻；在夏月，少加黄芩、黄连；在秋月，加槟榔、草豆蔻、白豆蔻、砂仁；在春初犹寒时，则少加辛热之剂，以补春气之不足，为风药之佐，如益智、草豆蔻。

再比如，前人有“夏月不可用麻黄”之说，因为麻黄开宣肺气、透发毛窍而发汗解表，其发汗力较强，散寒力较大；而香薷辛温，既善发汗解表，又可利水消肿，功能颇似麻黄，故有“夏月麻黄”之称。冬用麻黄，夏用香薷，这本来很符合典型的四时用药理论，但近些年来，有医生专在夏天用麻黄治疗哮喘患者，收到很好的效果，患者到了冬天哮喘症状明显减轻甚至消除，且用药时没有出现副作用。可见，四时用药同样需辨证论治，不可拘于单一的理论。

（李璐瑒）

传统中医药辑粹

冬病夏治　春夏养阳

冬病夏治是我国传统医学的一个重要特色，其目的是趁着机体内阳气较为充沛的有利时机，调整人体的阴阳平衡，使一些因阴盛所致的宿疾，尤其是冬日易患的宿疾得以治愈。

具体来说，冬病夏治是根据《素问•四气调神论》中的“春夏养阳”原则，按照自然界变化对人体的影响，推算出气血运行在每个节气的变化，并依此制定传统的中医治疗方法。夏季阳气旺盛，人体阳气也达到四季高峰，肌肤腠理开泄，此时选取穴位敷贴药物，有效成分最容易由皮肤渗入穴位经络，并通过经络气血直达病处。因此，在夏季治疗冬病，往往能够鼓舞正气，增强抗病能力，从而达到最好的防病、治病效果。

1. 冬病夏治基于“天人一体”理论

根据中医阴阳四时消长的规律，人体之阳气“生于春，长于夏，收于秋，藏于冬”，人体阴阳受到自然界节律变化的影响。冬季往往阳气不足，阴气上升到达顶点，机体容易遭受寒邪侵犯。而一旦寒邪积久不散损伤阳气，就会导致内寒。患者体内阳气在这一时期处于低潮，接受外界治疗的能力处于“不佳时期”。相反，自然界在夏季阳气旺盛，尤其在三伏天，由于气温升高，人体内阳气也达到顶峰，经络通达，气血充沛。利用这一有利时机治疗某些寒性疾病，能最大限度地驱风祛寒，祛除体内沉疴，调整人体的阴阳平衡，预防旧病复发或减轻其症状，并为秋冬储备阳气，令人体阳气充足至冬季时不易被严寒所伤。

一些虚寒性疾病多半是因为体内阴盛阳衰，抵抗力明显下降，外邪容易侵入而发病。冬为阴，夏为阳，夏季为阳盛阴衰之季，也正是人体阳气旺发之时。伴随夏季阳旺阳升，人体阳气有随之欲升欲旺的趋势，体内凝寒之气则处于易解的状态，此时若运用补虚助阳药物或温里散寒药物，最易把冬病之邪消灭在蛰伏状态，这也是中医理论强调“春夏养阳”的原因。而且，夏季人体阳气充盛，气血流通旺盛，药物亦最容易被机体吸收。

2. 阳气不足是冬病的主要病因

冬病通常的症状是：手脚冰凉、畏寒喜暖、怕风怕冷、神倦易困等。中医称阳气不足，也就是机体自身所产生的热量不够，寒从内生。冬病患者本身体质就偏于虚寒，再加上冬天的自然环境也是阴盛而阳弱，所以有人打了这样的比喻：在冬天治寒证，就像是雨天里晾衣服，往往事倍而功半。而在盛夏之际，外界暑热骄阳，体内心火正盛，积寒最易被赶出体外。

寒气在体内容易沉积，身体被寒气侵袭的地方，就会气血瘀阻，即“寒凝血滞”。寒气停留在关节会产生疼痛；停留在脏腑易产生肿物；停留在经络会使经络堵塞，气血流行不畅，不但会四肢不温，也常会有手脚发麻的症状出现。所以，倘若不在夏日去除积寒，等到秋风一起，外寒复来的时候，就会内外交困。

由此可见，所有阳气不足、肺气虚弱、虚寒疼痛及一些免疫功能低下类疾病在春夏治疗都能收到比在其他季节更好的治疗效果。临床实践证实，支气管炎、支气管哮喘、过敏性哮喘、过敏性鼻炎、慢性阻塞性肺病等呼吸道慢性疾病、类风湿关节炎、结肠炎、冻疮、胃痛、颈椎病、慢性腹泻、感冒、部分虚寒妇科病、关节痛、肾虚引起的腰痛在夏季施治都能见到极佳的治疗效果。其中呼吸道疾病、气管炎、哮喘病、膝关节疼痛、冻疮等效果尤为显著。

3.冬病夏治疗法以贴敷最常见

冬病夏治的方法有很多，如针刺、艾灸、理疗、按摩、穴位贴敷以及内服温养阳气的中药和食物等，但以贴敷疗法应用最为广泛。

贴敷疗法一般选择在夏季三伏天进行。三伏是初伏、中伏、末伏的合称，夏至后的第三个庚日起为初伏，第四个庚日起为中伏，立秋后的第一庚日起为末伏。于三伏各敷1次，因此常称为三伏贴。病史较长或病情较为顽固者可适当增加贴敷次数，贴敷时间一般不超过24小时。三伏天是一年中最为炎热的时期，亦是人体阳气最为旺盛的时候，此时气血趋于肌表，皮肤松弛，毛孔开张，有利于药物的渗透，有助于邪气的外驱。因此，在三伏天运用特配的中药贴敷于特定穴位，刺激经络，通过经络的循行和气血的输送可使药物直达病所，达到治病目的。

经历代中医学家反复实践和研究证明，在炎热夏季用中药穴位贴敷治疗冬天发作或容易发作的疾病疗效显著。例如，临床选用具有温通经络、温肺化痰、散寒祛湿、通行气血、补养阳气等作用的芥子、延胡索（元胡）、细辛等中药研成细末，取汁调成膏状，根据病情选取不同穴位以治疗不同的疾病。

药物贴敷后，有些患者会出现麻木、温、热、痒、针刺、疼痛等感觉，也有部分患者无明显感觉，这些均属于药物吸收的正常反应。

（李璐瑒）

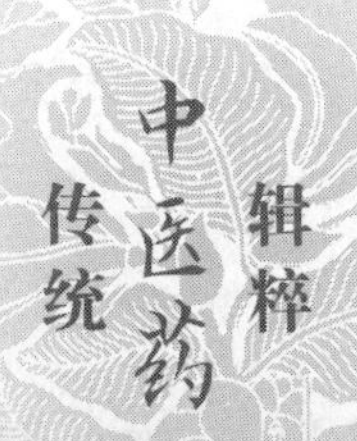

六淫致病　随季而异

风、寒、暑、湿、燥、火（热）是自然界的六种正常气候现象，称作“六气”。“六气”是万物生长的条件，当气候变化异常，六气生发太过或不及，或非其时而有其气，或变化过于急骤时，就会成为致病因素，侵犯人体引发疾病。这种情况下的“六气”，便称为“六淫”（“淫”即太过和浸淫之意，也泛指反常），由于属不正之气，又称“六邪”。六淫是外感疾病的致病因素，多以肌表、口鼻为途径侵犯人体，故亦称“外感六淫”。

六淫致病多与季节气候、居处环境有关，既可单独侵袭人体而致病，又可两种以上同时侵犯人体而致病；在发病过程中，不仅可以相互影响，而且可以在一定条件下相互转化。

1. 风为百病之长

风为春季的主气。自然界的风有突发、上升、散开、来去无定、令物动摇等特性，中医将发生具有这些特点的病证的原因归结为风邪。

（1）风性浮越　风为阳邪，有上浮外越的特性，故其致病表现出病位在表在上、易于散泄的特点。通常感冒所引起的头痛、鼻塞、咽痒、咳嗽、恶风、发热、汗出等，均是风邪致病的临床表现。

（2）风善行数变　善行，是说风邪致病具有病位行无定处的特点，如风湿性关节炎的特点即肌肉、关节游走性疼痛，痛无定处。数变，是说风邪所致疾病变化多，如荨麻疹疹块时隐时现，此起彼伏。

（3）风性善动　指风邪有摇动的特性，所以一切不自主的摇动，如突然晕倒、眩晕、手抖、抽搐、角弓反张、面肌痉挛等都系风邪致病的表现。高血压引起的脑出血、脑血栓等，具有发病突然、昏厥不省人事、口眼㖞斜等“动摇”特征，故中医称之为“中风”。

（4）风常兼邪致病　风邪较少单独侵犯人体，常与其他外邪一起致病，如风与寒、风与湿、风与热、风与燥等，形成复合的致病因素，致病表现则兼有两种外邪的特点。

六淫之中，风邪最为常见，亦是外感疾病的主要病因，故有“风为百病之长”之说，甚至有时以风邪代指外邪。针对风邪所致疾患，中药中分别有散风、祛风、息风等药物。

2.寒邪凝滞、收引，多发于冬季

（1）寒为冬季主气　寒邪致病，因所伤部位不同，有伤寒、中寒之别：寒邪外侵，伤于肌表，郁遏卫阳，称为“伤寒”；寒邪直中于里，伤及脏腑阳气，称为“中寒”。

（2）寒为阴邪，易伤阳气　所谓“阴胜则阳病”“阴胜则寒”。因此，人体感受寒邪，易伤阳气，表现为阴寒偏盛的寒实证。寒邪侵袭肌表，卫阳被遏，出现恶寒、发热、无汗、脉浮紧等症。

（3）寒性凝滞而主痛　人体气血津液运行不息、畅通无阻，全赖阳气的温煦和推动作用。若寒邪侵入，损伤阳气，则温煦推动功能减弱，使经脉气血阻滞，津液运行输布失常，变生气滞、瘀血、痰浊、内湿等；并可引起各种疼痛，如头项强痛、身痛、关节疼痛、腹痛等。故《素问•痹论》云：“寒气胜者为痛痹”“痛者，寒气多也，有寒故痛也。”此外，寒邪作用于肌肤，使气血壅滞，还可导致冻烂疮。

（4）寒性收引　收引，即收缩牵引之意。《素问•举痛论》云：“寒则气收”“寒气客于脉外则脉寒，脉寒则缩蜷，缩蜷则脉绌急，绌急则外引小络，故猝然而痛。”所以，当人体感受寒邪后，常出现皮肤腠理收缩，汗孔闭塞，筋脉牵引、拘急症状。如寒邪侵袭肌表，见恶寒发热、无汗、头身痛、关节伸屈不利等。

凡具有寒邪性质及致病特点的疾病，均用祛寒法治疗，具体方法视寒邪侵犯部位和阳气受损程度而有所不同：寒邪束表，宜辛温解表；寒伤经络，宜温经散寒；寒邪直中，则宜温中祛寒，或温肾祛寒。

3.暑邪致病呈明显季节性

暑、热皆为夏季主气，是夏季火热之气所化，使人致病的暑天火热之气为暑邪。暑邪致病有明显的季节性，《素问•热论》云：“先夏至日者为病温，后夏至日者为病暑。”故暑邪致病主要发生在夏至以后，立秋之前。

（1）暑性炎热　暑为夏季火热之气所化，故为阳邪。暑邪伤人多出现阳热亢盛的临床症状，如高热、面赤、心烦、汗出、脉洪大等。

（2）暑性升散，易伤津气　故暑邪侵入人体，使腠理开泄而为多汗；汗多则易耗伤津液，见口渴喜饮、尿短赤等。《素问•举痛论》云：“炅则腠理开，荣卫通，汗大泄，故气泄”。

（3）暑多挟湿　因夏季气候炎热，且多雨，天暑下逼，地湿上蒸，故常见暑湿相兼为病。

在临床辨证治疗上，凡具有暑邪性质及致病特点的证候，皆应用清热解暑、益气生津的方药治疗。兼有湿邪的暑湿证，又应清热解暑化湿。若暑热化火内传心营，引起闭窍动风之变时，则须根据具体情况，采用清心凉营、化痰开窍、凉肝息风等法。

4.湿性重浊、黏滞，多挟温热

（1）湿为长夏主气　所谓长夏，是指夏秋之间，即大暑至秋分前的一段时间。此时天之阳热下降，地之湿气上腾，为一年中湿气最盛的时节，人体最易因湿热熏蒸而生病。

（2）湿性重浊、黏滞　故湿邪致病有黏腻、阻滞的表现，且病程长，缠绵难愈或反复发作。

（3）湿多挟温热　内湿素盛之人，易感受暑邪而成暑湿相合证。《医门法律·风湿论》云："体中多湿之人，最易中暑，两相感召故也。外暑蒸动内湿，二气交通，因而中暑。"其临床表现除有暑热症状外，尚有湿阻的症状。主要表现为身热不扬、烦渴、身重倦怠、胸闷、呕恶、大便溏泄、小便短赤、舌苔厚腻等。

湿又可兼风为风湿，兼寒为寒湿，兼风寒为风寒湿痹，兼风热为风湿热痹。因此湿邪致病不只限于长夏，其他季节亦可见。

此外，感受湿邪，临床常见气机阻滞的症状。湿阻清阳，见头昏重；湿阻上焦，见胸闷或咳喘；湿阻中焦，阻滞脾胃气机升降，见脘腹胀痛、痞闷、呕吐、泄泻等；湿阻下焦，见下腹胀痛、里急后重、大便不畅或小腹胀痛、尿急、小便涩痛；湿阻经络关节，见肢倦、关节重痛等。

六淫诸邪中，惟湿邪与寒邪其性属阴，故两者皆能损伤阳气，但二者亦有很多区别。第一，寒湿同属阴邪，皆能损伤阳气，但寒邪主要是郁遏卫阳，使卫阳不得散越，或伤损脏腑阳气，致使脏腑阳气虚少；而湿邪主要是困遏阳气，使阳气不能布达，并主要是困遏脾阳，致脾阳不振，水湿内生。第二，寒性凝敛，湿邪缠绵，俱能阻滞气化，凝滞经脉，但寒邪为病，易致疼痛，而湿邪为病，多肿痛重着。第三，寒无形而湿有质，寒邪无形可见，只可随感而知。六淫邪气，惟湿有形，有形者常为无形之窠臼，故寒湿邪气常相兼为病，如寒湿泄泻、寒湿痢、寒湿头痛等。

5.燥邪易犯肺伤津

（1）燥为秋季主气，干涩是其特性。燥邪侵入人体而成外燥病。燥邪为病有温燥和凉燥之分：初秋有夏热之余气，或久晴无雨，秋阳以曝，燥与温热结合侵入人体，则成温燥；深秋近冬，西风肃杀，燥与寒邪结合侵犯人体，则形成凉燥。

（2）肺为娇脏，喜润恶燥，故燥邪常犯肺。《素问·至真要大论》云："清气大来，燥之胜也，风木受邪，肝病生焉。"《伤寒杂病论·伤燥病脉证并治》云："伤燥，肺先受之，出则大肠受之，移转五脏。"故燥邪致病，除见伤津和干涩症状外，在脏腑多见伤肺及肝、大肠的症状。

在辨证治疗上，凡秋季外感具有燥邪性质和致病特点的病证，应按"燥者润之"施治。若燥热偏胜伤肺，宜清肺润燥养阴；若因干燥导致肝木侮肺金，则宜抑木清金，用清肝润肺法治疗。

6.火（热）为阳邪，易伤阴液

火、热均为阳盛所生，火为热之源，热为火之性，二者本质皆为阳盛，所以火、热也往往混称。它们性质相同，但程度有区别：温之进一步为热，热极为火。

（1）火热为阳邪，其性炎上　所谓"阳胜则热"，火为热之极，故热盛易化火上炎。若热盛化火，火性炎上，可见面红目赤，舌质红，或口舌生疮，或牙龈肿痛等。若火热扰乱心神，则可见心烦、失眠、狂躁妄动或神昏谵语等。故《素问·至真要大论》云："诸逆冲上，皆属于火""诸躁狂越，皆属于火"。临床所见火热病证，亦多表现在人体上部，如头面部。

（2）热易伤津耗气　炎热之邪易迫津外泄，消灼阴液，使人体阴津耗伤，故火邪致病除有热象外，往往伴有口渴喜饮、咽干舌燥、小便短赤、大便秘结等津伤液耗的症状。《素问·阴阳应象大论》指出“壮火食气”，即指阳热亢盛的实火能损伤人体的正气，而导致全身性的津气衰脱。

（3）热盛化风，指热盛可生风动血　热盛化风又叫“热极生风”，是热邪耗伤阴血，肝之筋脉失养的病理表现，即肝风内动。临床表现为高热、四肢抽搐、颈项强直、角弓反张、两目上视等。《素问·至真要大论》云：“诸暴强直，皆属于风”。同时，火热之邪可以加速血脉运行，灼伤脉络，甚至迫血妄行，会导致各种出血，如吐血、咯血、便血、尿血、皮肤发斑及妇女月经过多、崩漏等病证。

（4）热邪挟毒，易致肿疡　挟毒的热邪侵入血分，聚于局部，可发为肿疡。《灵枢·痈疽》云：“大热不止，热胜则肉腐，肉腐则为脓……故命曰痈。”《医宗金鉴·痈疽总论歌》亦云：“痈疽原是火毒生”。临床上见疮疡局部红肿热痛，久则化脓，常伴发热、心烦、口渴等症。

此外，火热与心相应，心主血脉而藏神，《素问·至真要大论》又云：“诸痛痒疮，皆属于心”。此处所说的“心”，主要指心经之火热。所以火（热）盛除可见血热或动血症状外，还有火邪扰心所出现的神志不安、烦躁，或谵语、发狂、昏迷等症状。

火热病亦有内、外之分。外来的温热病邪直接侵袭人体致病，而内生火热邪则通常是脏腑、阴阳、气血失调，使体内阳气亢盛而成。不过一般情况下，热多属外邪，例如风热、暑热、湿热之类；而火则常由内生，例如心火、肝火、胆火等病变。火既可由风、寒、暑、湿、燥邪转化而来，称“五气化火”；也可由喜、怒、忧、思、恐在一定条件下转化而来，称“五志化火”。此外，还可由痰、瘀等病邪郁滞而成。

在临床辨证治疗上，凡外感病具有热邪性质及致病特点的，治疗应“热者寒之”，应用清热生津或清热泻火之法。若热盛动风，宜清热凉肝息风；若热盛动血者，则应清热凉血止血；若热邪挟毒，则需清热凉血解毒。

综上所述，六淫的性质和致病特点，是古人通过对自然现象的观察和联想，再加以抽象概括而来的。六淫致病与时令气候有很强的关联性，这与天人合一的中医药基础理论相符合。

（李璐瑒）

传统中医药辑粹

疠气致病　一病一气

疠气与六淫同属于外感病因，是一种毒性与传染性极强的致病因素，由疠气导致的传染病即为疫疠。“疫”有“役使”之义；“疠”有“乖戾”“严重”之义。疫与疠一般相互兼指，故合称“疫疠”。

1.疫疠的几种证型

疫疠的发病特点是起病急、病情险恶、传染性强。疫疠所致之病证种类很多，临床常见的主要有瘟疫、疫疹、瘟黄等证。瘟疫是因感受疫疠之气而发的急性、流行性传染病。主要临床表现为：初起憎寒而后发热，头身疼痛，胸痞呕恶，日后但热而不憎寒，昼夜发热，苔白如积粉，脉数。若不及时救治，死亡率很高。明代吴有性在《温疫论》对瘟疫的病因有了更新的认识，创立了瘟疫学说，成为温病学派的奠基人之一。他指出：“夫温疫之为病，非风，非寒，非暑，非湿，乃天地间别有一种异气所感”，这种“异气”，又称“疠气”或“戾气”，有别于一般的外感六淫之邪。人之得疫病，是由于疠气所致，疠气是杂气之一，每年都可能存在；疫疠之气的盛衰多少与地区、四时和运气有关；只有感受疫疠之气，才能使疫病流行，不分老少，其病相似。

疫疹是由疫疠毒邪所引起的急性外感热病，具体是指在发病过程中热毒侵入血分，迫血外溢而有斑疹症状。主要临床表现为：初起发热，遍体炎热，头痛如劈，斑疹透露，或红或紫或黑，脉数。疫疹多发于南方，尤其是东南沿海地区，因为那里气候炎热潮湿，容易形成疫疠毒邪。疫疠毒邪多从皮毛或口鼻而入，治疗以清热解毒、凉营（血）透疹为主。

瘟黄是指触感疫疠之气所致的黄疸，也称"急黄"，是因感受湿热时毒，毒盛化火，深入营血所致。该病起病急骤，病情重笃，具有较强的传染性，实为黄疸之重症。症见高热神昏，身目浑黄，小便赤如浓茶，腹胀、胁痛，甚至吐衄、便血或发斑，舌红绛，苔黄燥，脉弦洪数。治疗宜用清热化湿、凉营解毒、芳香开窍等法。

2.疫疠发生与流行的因素

（1）气候因素　自然气候反常，如久旱、洪涝、酷热、湿雾、瘴气等均易产生疫疠之气。《诸病源候论·温病诸候》云："因岁时不和，温凉失节，人感乖戾之气而生病，则病气转相染易，乃至灭门。"

（2）环境和饮食卫生　环境卫生恶劣也会滋生疠气，当空气、水源或食物被疫邪污染时，接触者可发生疫疠。《温疫论·原病》云："疫者感天地之疠气""邪自口鼻而入。"通过呼吸道吸入或喰入疠气而发的疫疠有麻疹、流行性腮腺炎、流行性感冒、流行性脑膜炎、白喉、百日咳、伤寒、痢疾、霍乱等；通过蚊虫叮咬而发的疫疠有疟疾、丝虫病、登革热等；通过与土壤和疫水接触而传染的疫疠有钩虫病、血吸虫病等。

（3）预防隔离　预防和隔离措施不得力，可致疫疠发生和流行。疠气具有强烈的传染性，故发现疫疠患者，应立即隔离治疗，防止蔓延；易接触感染者则应服预防药物，并注意饮食起居，以保养正气，提高机体抵抗力。

（4）社会因素　疫疠的发生和流行与社会制度和社会状态密切相关。战乱和灾荒易造成疫疠流行。《曹集诠评·说疫气》云：“建安二十二年，疠气流行，家家有僵尸之痛，室室有号泣之哀，或阖门而殪，或覆族而丧。”若国家安定，经济繁荣，民众安居乐业，又注重卫生防疫工作，则疫疠发病会显著减少，且不易发生流行。

3.疠气的致病特点

疫疠之气即疠气，是疫疠的致病因素。在中医文献中，疠气又称疫气、疫毒、戾气、乖戾之气、异气等。吴有性在《温疫论·杂气论》中则将其统称为“杂气”。疠气种类繁多，所致病证种种不一，但亦有其共同特点：疫气致病，传染性强，易于流行，发病急骤，病情危笃，一病一气，病状相似。

疫疠之气，其性急速、燔灼，且热毒炽盛，故其致病具有起病急骤、来势凶猛、病情险恶、变化多端、传变快速的特点，并易伤津、扰神、动血、生风。疠气为害颇似火热致病，具一派热盛之象，但毒热较火热为甚，不仅热毒炽盛，且常挟湿毒、毒雾、瘴气等秽浊之气，致病作用更为剧烈险恶。

疫气之邪自口鼻而入，可通过空气传染。《温度论·原病》云，“此气之来，无论老少强弱，触之者即病，邪自口鼻而入”，明确指出疠气病邪多从口鼻侵入人体。疫疠之气致病可散在发生，也可以大面积流行。诸如大头瘟（由疫毒感染而发病，以头面红肿或咽喉肿痛为特征）、虾蟆瘟（人体感受疫毒之后，以颈项肿大为主症，连及头面，状如虾蟆，故名）、疫痢、白喉、烂喉丹痧、天花、霍乱、鼠疫等，均属中医疫疠范畴，都有在大范围内爆发的记录。

疫气具有特异的感染性，不同的疫疠之气导致不同的疫疠疾病，即“一病一气”，也作“一气一病”，意思就是“一气致一病”。多种疫疠症状相似，却又均有各自不同的临床特征和传变规律，这是由于不同的疫疠之邪入何腑何脏，发为何病，具有特异性定位的特点，且对机体的作用部位也具有一定的选择性。《温疫论·杂气论》云，“大约病遍于一方，延门阖户，众人相同者，皆时行之气，即杂气为病也。为病种种，是知气之不一也。盖当时，适有某气专入某脏腑某经络，专发为某病，故众人之病相同”，即证明邪气侵入人体后，特异性地侵袭人体某一脏腑经络而致病。

此外还有人指出，疠气具有偏中性，指的是疠气的种属感受性。疠气有偏中于人者，有偏中于动物者。偏中于人者，不会传染给动物；偏中于动物者，也会不传染给人，且动物之间因种属不同，也不相互传染。有的疫疠之气只能导致某一物种的动物发病，而不会导致其他物种与人发病；有的疫疠之气只能导致人发病，而不导致动物发病。当然，也存在极少数可以使人与动物共患的邪气。总之，六淫和疠气，均属外感病邪，其性质和致病特点各有不同，但因其所致之病，多以火热之候为之，故常统称为外感热病。

扩展　吴有性的达原饮和三消饮

吴有性在临床经验积累的基础上，对温疫病独有阐发，在温疫病的病因认识上，提出疫疠之气为温疫病的外在病因，并提出邪气从口鼻而入，伏于膜原，表里分传的病机，并把温病与伤寒进行了全面鉴别，提出了自己的一套辨证论治温疫病的方法与规律，创立了达原饮、三消饮等治温疫名方。吴氏的见解，从病因、病机、辨证、治法到处方用药，均独树一帜，与伤寒不同，因此开拓了温病学说的新领域。

达原饮可使邪气尽快从募原溃散，以利于表里分消。该方中用槟榔能消能磨，为通利气机之品，可以除伏邪，又可治岭南瘴气；厚朴亦属通利气机之品，可以破戾气之所结；草果辛烈气雄，可以辛散以除伏邪盘踞，三味药物相合协力，以使气机疏利，直达巢穴，促使邪气溃散，速离募原。方中又用知母滋阴，盖温疫之邪性属温热，易伤津伤阴。热伤营血，故加芍药以和营养血，再加黄芩以清燥热之余。药虽七味，却能调畅气机，透达募原，故为治疗温疫之主方。

三消饮可治疗温疫之邪出表入里，表证、里证、半表半里证兼见者。三消饮即达原饮加大黄、羌活、葛根、柴胡、生姜、大枣而成。由于邪出于表，则可见三阳经证，见太阳经之腰背强痛，故加羌活；见阳明经之目痛、眉棱骨痛、眼眶痛、鼻干不得眠，故加葛根；见少阳经之胁痛、耳聋、呕而口苦，故加柴胡；若见有里证，则加大黄以泻里热。此方既透达募原之邪，又外散表邪，还可内泻在里之热，所谓消内消外消不内外也，故起名“三消饮”。

（李璐瑒）

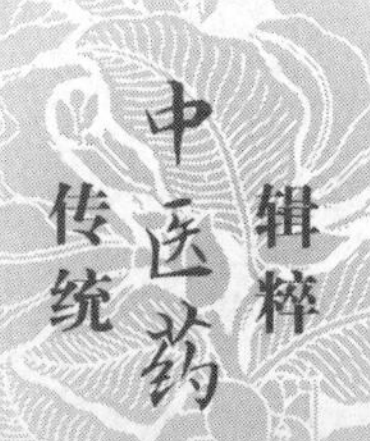

情志致病　病从内发

喜、怒、忧、思、悲、恐、惊，谓之七情。七情通于五脏：喜通心，怒通肝，悲忧通肺，思通脾，惊恐通肾。中医学认为七情情志活动和脏腑气血密切相关。在五行学说中，又将七情归纳为喜、怒、忧、思、恐“五志”（把悲和惊分别隶属于忧和恐），并分属于五脏。即不同的情志活动与五脏之间存在着特定的联系。

1.情志致病损伤五脏，影响气机

情志活动是脏腑功能活动的外在表现，五脏则是精神情志活动的生理基础。将七情、五志、五神与五脏相应，是为了更好地说明情志活动的脏腑生理基础。七情太过则伤及五脏，反之，内脏变化也可引起精神情志变化，如《素问·宣明五气篇》中说：“精气并于心则喜，并于肺则悲，并于肝则忧，并于脾则畏，并于肾则恐，是谓五并，虚而相并者也。”

其次，情志变化亦影响气机。实际上七情致病伤及内脏，主要是指影响脏腑气机，使脏腑气机升降失常，气血运行紊乱。不同的情态刺激，对气机的影响也有所不同。对于七情影响脏腑气机的病变规律，《素问·举痛论》概括为："百病生于气也。怒则气上，喜则气缓，悲则气消，恐则气下……惊则气乱……思则气结。"由此说明不同情志变化，对人体气机活动的影响是不相同的，所导致的症状亦各异。

根据临床观察，在许多疾病的转归过程中，若患者有较剧烈的情志波动，往往会使病情加重，或急剧恶化。如有高血压病史的患者，若遇事恼怒，肝阳暴张，血压会迅速升高，继而发生眩晕，甚至突然昏厥，或昏仆不语，半身不遂，口眼㖞斜；心脏病患者亦常因情志波动而使病情加重或迅速恶化。

精神与情志因素对疾病的治疗和预后有很大的影响。凡激怒、忧郁、焦虑，特别是对自己所患"不治之症"的恐惧忧虑心理，往往能促使或加速病情向坏的方向发展。反之，保持开朗乐观的思想情绪，对战胜自身疾病充满坚定信心和顽强意志，将有利于提高抗邪能力，促进疾病向好的方向转化。

2.七情致病的机制和特点

七情与六淫是中医病因学说中的两大致病因素。七情致病不同于六淫：六淫致病，从表入里，故有"外感六淫"之称；而情志致病，病从内发，是内伤疾病的主要致病因素，故有"七情内伤"之说。

七情致病学说是中医病因学的主要内容之一，也是中医心理学的基本组成部分。《素问•阴阳应象大论》中就有"天有四时五行，以生长收藏，以生寒暑燥湿风。人有五脏化五气，以生喜怒忧思恐。故喜怒伤气，寒暑伤形。暴怒伤阴，暴喜伤阳"的说法，可见情志大多伤及内脏之气机。

中医理论的整体观认为，人体是"形神合一"的，"七情"是人体因外界刺激而产生的心理活动，与五脏有着内在的整体联系。以五脏为中心，七情可归纳为五志，即喜、怒、忧（悲）、思、恐（惊），并分属于五脏，即心在志为喜，肝在志为怒，脾在志为思，肺在志为忧，肾在志为恐。通过七情、五志与五脏相对应的关系，来表明脏腑是情志活动的生理基础，情志活动是脏腑功能的外在表现。愉快的心情，乐观的情绪，坚强的意志能使机体气血通畅，脏腑协调，从而使人精力充沛，身体健康。反之，不良的情志活动如过喜、大怒、过度悲伤等则会导致机体阴阳失调，气血不和，经络阻塞，脏腑功能紊乱，从而变成致病因素，直接或间接诱发或加重疾病。

七情过度是疾病发生的重要原因，导致机体气机紊乱则是其致病特点。七情致病的发病机制为：情志太过，内伤五脏之气，脏腑气机紊乱，气血不和，血行不畅，脉络瘀阻，百病丛生。因致病情志不同，表现亦各不相同。有的是气滞不行，有的是气郁化火，有的是升降反常。

3. 七情致病的表现

情志活动的发生以五脏精气为基础，不同的情志变化也必将影响与其相应的脏腑。

（1）喜伤心　中医认为，心神是人的精神意识、思维活动的中枢。喜为心之志，就是说心的生理活动与情志中的“喜”有关。适度的“喜”能缓和紧张情绪，使人气和志达，心情舒畅，有益身心健康。但若大喜过度则使心气涣散，神不守舍，不能主血。伤神耗血可引起心神不安、神志恍惚、夜卧不宁、心悸怔忡、神志狂乱等症。中老年人若暴喜过度，极易诱发心肌梗血、高血压、脑卒中等。

（2）怒伤肝　肝为刚脏，喜条达，主疏泄。怒为肝之志，适度的怒气外泄，有利于肝胆之气疏泄，使人体之气升降出入和畅有序，有益健康。若怒而不泄，气机不畅，肝气郁滞，就会出现胸胁胀满、妇女经行不畅、少腹胀痛等症；若大动肝火，疏泄太过，则肝气上逆，出现头目胀痛、面红目赤等症；暴怒动气气升太过，则血随气逆，可引起吐血、咯血，甚则晕厥仆倒。

（3）悲（忧）伤肺　悲和忧在情志变化上虽有不同，但对人体的生理活动的影响大体相同，故在五志中同属肺之志。悲伤和忧愁都是不良情绪反应，但适度时也可以抒发人的感情，如大哭一场能缓解一定的精神痛苦。但悲忧太过，持续时间太长，则会使人体之气不断损耗，肺主一身之气，故气耗则肺伤。陈无择说，遇事而忧，忧伤肺，其气聚。平日里过度悲忧哀愁则能加速人体衰老，易使意志薄弱的人尤其是老年人发生精神障碍而轻生。

（4）思伤脾　思，即思考、思虑，是人精神意识思维活动的一种状态。“脾藏意”，而主思虑，正常的思考并不会对机体的生理活动产生影响。但思虑过度、所思不遂，则可使人体之气郁结，气机升降失常。《素问•举痛论》曰：“思则心有所存，神有所归，正气留而不行，故气结矣。”气结于中，脾失运化，清阳之气不能上升，重浊之气不能下降，可见头目眩晕，脘腹胀闷，厌食、呃逆，不思饮食，甚至绝谷而亡。

（5）恐（惊）伤肾　惊恐是人们对事物惧怕的一种精神状态，恐与惊相似，但惊为不自知，事出突然而受惊；恐为自知，俗称胆怯。惊恐属肾，为肾之志。惊恐的刺激可使人体气机紊乱。人在惊恐状态下，上焦气机闭塞不畅，人体之气迫于下焦，则下焦胀满，甚至遗尿。人们突受恐吓、惊吓，可见小便失禁、心神不定，惊惶失措，甚则昏厥或死亡。

情志致病在古代著作中也早有体现。《儒林外史》中曾有一段范进中举的故事，说的是范进中了举，大喜过度，得了疯病，后被他的丈人胡屠户打了一个嘴巴，方才清醒过来。这虽是小说的艺术加工，却也说明了一个道理，即情志因素亦能致病。

掌握七情致病的理论，对防病保健及临床治疗均有积极的意义。由于情志因素可以使人致病，所以中医防病保健强调“恬惔虚无”“精神内守”，即保持平和的心态，保持情志的调畅。

临床上七情致病亦可采用情志疗法，摸清患者的疾病由何情志所生，然后根据五行生克的关系，利用怒胜思、思胜恐、恐胜喜、喜胜悲（忧）、悲胜怒的规律，施计促使患者情志发生变化，以所胜的情志来克服致病的情志，从而治愈疾病。如范进因大喜伤心神而致狂乱，被平素惧怕的丈人打了一个嘴巴而得以清醒就是例证，这就是所谓的“心病还须心药医”。

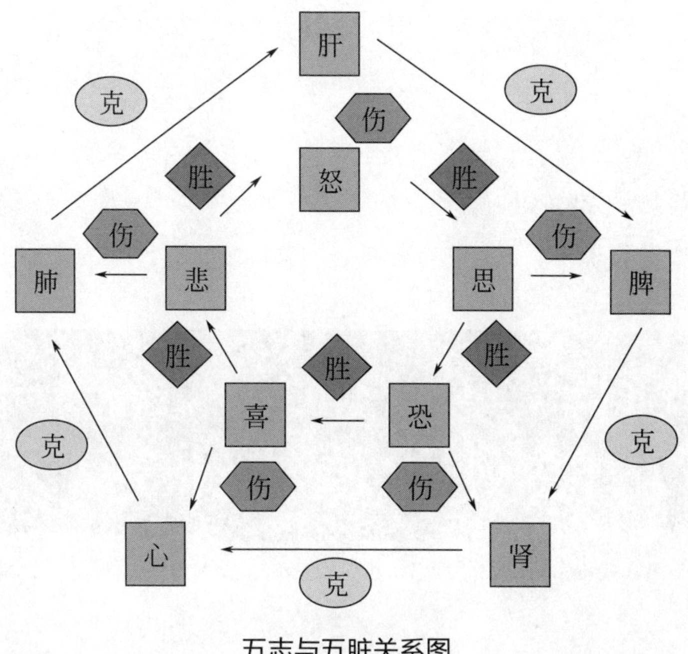

五志与五脏关系图

（李璐瑒）

一针一草　循经入络——玄妙的传统针灸

针灸是中医治疗体系中的一部分，其内容包括经络、腧穴、针灸技术及临床治疗等部分。主要采用针刺、艾灸、火罐、梅花针、贴药法、刮痧、刺络放血、耳穴等纯自然疗法，通过对自身脏腑、经络的调节而达治疗的目的。中医针灸简便易行，而且见效快。作为一种古老而神奇的治病方法，针灸在我国已有2000多年的历史。早在公元6世纪，针灸学术便由我国开始传播到国外。目前，亚洲、欧洲、美洲等地已有100余个国家和地区应用针灸术治病。

1.针灸——疗效神奇但并非包治百病

远古时代，人们一旦患病，除祈祷鬼神外，往往会本能地用手或石片抚摩或捶击体表某一部位，有时竟使疾病得到缓解。通过长期的经验积累，逐步形成砭石治病的方法。随着冶金术的发明，针具不断改进，至《黄帝内经》成书时，已由古代的石针、骨针、竹针改变为铜针、铁针、金针、银针等金属针，直到现在改进为不锈钢针。

针灸分为针法和灸法，是两种不同的治疗方法。针法是运用各种金属针刺入穴位，运用不同手法治病的方法；灸法是用艾条、艾炷点燃后熏灼穴位治病的方法。由于二者都是通过调整经络脏腑气血的功能达到治病的目的，经常配合使用，所以合称为针灸。针疗和灸疗虽然都建立在对人体经络穴位的认识之上，但针疗仅仅是物理作用，而灸疗却是药物和物理的复合作用。

关于针灸的适应证，很难有统一的说法，一般认为包括各种痛证、耳鼻喉疾病、消化和呼吸系统疾病、妇儿科疾病、神经系统疾病等，如头痛、偏头痛、手足麻木、腰背痛、坐骨神经痛、风湿痛、三叉神经痛、过敏性鼻炎、梅尼埃病（美尼尔综合征）、胃痛、消化不良、食欲不振、腹泻、咳喘、咽炎、气管炎、失眠、神经官能症、神经衰弱、中风后遗症、肥胖症、痛经、带状疱疹、荨麻疹等。

时下，传统针灸越来越多地被应用于各种疑难杂症和“现代病”，如丰胸、整容甚至癌症等，对此，有中医针灸专家表示，针灸并非万能，例如肿瘤、脊髓病变等，对于针灸就属于“不可治的病症”，而常见的高血压、糖尿病、更年期综合征、不孕症等，也仅仅算是“可以尝试针灸治疗的病症”，而不是以传统针灸能100%治愈的疾病。

2.针灸治疗原理——调理扶正

中医治疗很多疾病不是简单的“头痛医头，脚痛医脚”，而是重整体的调理和疏导，例如对于常见的腹泻，西医普遍认为是因消化道受细菌感染，使胃肠道发炎，胃肠功能紊乱，以致体内水和电解质失衡所致，包括急慢性肠炎、肠结核等疾患。而中医称腹泻为泄泻，指大便次数增多，便质稀溏或呈水样。

西医治疗腹泻可以用黄连素（盐酸小檗碱），也可联用抗菌药物，如庆大霉素、诺氟沙星等。而中医在这方面的认识是：导致泄泻的原因主要是胃肠气机失调，脾胃功能紊乱以及肾阳不固，治疗方法以疏调胃肠气机、健脾胃、温肾阳为主。中医将腹泻分为急性和慢性两种，针灸可以迅速止泻，缓解全身症状。但针灸止泻常常不被患者认识，觉得区区一个腹泻，在身上挨几针又痛又麻烦，不如吃几片黄连素方便。其实，用针灸治疗急性腹泻很方便，通常只需取穴中脘、天枢、足三里，用毫针捻转进针，用泻法，留针30分钟即可见效。

针灸治疗慢性腹泻效果更好。慢性腹泻在中医学中属“久痢”“久泻”“五更泻”等范畴，病位在肠，但究其根本却在脾胃，且久泻伤肾，所以在临床上根据“辨证求因、审因论治”的原则治其本，辨证取穴，针用补法，可多灸。例如取穴中脘、天枢、脾俞、胃俞、足三里，各穴都用隔姜灸法，用于肾阳不足的慢性腹泻。治疗五更泻可取穴照海、气海、肾俞、关元，用毫针刺照海、气海、肾俞穴，都用补法，留针30分钟。留针期间，将针捻转3次，每天或隔日1次。

针灸治疗腹泻的原理主要是提高机体免疫力，调整肠胃功能，属于一种间接的刺激。用针或灸的刺激来激发人体固有的免疫系统，抵抗外来细菌造成的感染和炎症，恢复正常的胃肠功能。治疗原则在于“扶正”，而不是像西药那样杀灭细菌，但其疗效不亚于西药。尤其对于慢性腹泻，西药作用往往很有限，针灸的优势就更明显。

3.艾灸——中药和针灸的完美结合

灸法是将药物点燃以后，在体表的一定部位熏灼，给人体以温热性刺激以防治疾病的一种疗法，临床上最常用的是艾灸，就是将中药艾叶捣成绒，制成艾炷或艾条，用于熏灼。故艾叶又被称为“医草”。传统灸法用的艾炷或艾条由陈艾制成。艾叶为菊科植物艾的干燥叶，在中药学分类中属于温经止血药，但其他功效很多，如安胎、避秽等。灸法之所以选用艾叶，还是因为其性温，味辛、苦，具温经、散寒、止痛之效。《本草纲目》云：“艾叶……生温熟热，纯阳也，可以取太阳真火，可以回垂绝元阳……灸之则透诸经，而治百种病邪，起沉疴之人为康泰，其功亦大矣。”

现代药理研究证明，艾叶有抑制、松弛平滑肌之效，艾叶油有平喘、镇咳、祛痰、利胆、强心、镇静、抗过敏等作用，另外艾叶油对球菌和大多数革兰氏阴性杆菌均有抑制作用。艾叶熏烟对细菌和真菌亦有明显抗菌作用，可用于空气消毒。在我国，用艾叶预防瘟疫已有几千年的历史。南方人对艾草很有感情，每逢端午节，家家户户都要采“四五枝艾草、一两根菖蒲”，插结在房前屋后，悬挂于窗畔门旁，芳香避秽。

艾灸是针灸的一个重要组成部分。《灵枢•官能》篇指出：“针所不为，灸之所宜。”《医学入门》云，凡病“药之不及，针之不到，必须灸之”。均说明灸法可以弥补针刺之不足。艾灸应用范围比较广泛，尤其对慢性、虚弱性及风寒湿邪为患的病证最为适宜。现代研究发现，艾草燃烧后生成一种有抗氧化并清除自由基作用的物质，能使施灸局部皮肤中过氧化脂质显著减少。这种抗氧化物质是附着在穴位处的皮肤上，通过灸热渗透进入体内而起作用的。

4.针刺放血——“强通”治病

放血疗法，又称“针刺放血疗法”，是用针具或刀具刺破或划破人体特定的穴位和一定的部位，放出少量血液，以治疗疾病的一种方法。

相传扁鹊在百会穴放血治愈虢太子“尸厥”，华佗用针刺放血治疗曹操的“头风症”。唐宋时期，本疗法已成为中医大法之一。《新唐书》记载：唐代御医用头顶放血法，治愈了唐高宗的“头眩不能视症”。宋代已将该法编入针灸歌诀“玉龙赋”。金元时期，张子和在《儒门事亲》中的针灸医案，很多都是针刺放血取效的，并认为针刺放血攻邪最捷。衍至明清，放血治病已甚为流行，针具发展也很快，更适合临床应用。

针灸和中药起作用的原理都有“以偏纠偏”的相同之处，例如上述的温针灸，属于一种温热的刺激，主要用于湿证、寒证；针刺放血可以祛热、泄热，用于温病、热证。无论寒证还是热证，针灸都是通过刺激机体，调动机体本身的抗病能力来达到治病的目的。例如用针刺放血治疗发热患者，没有给患者加冰块物理降温，局部放掉的血和身体其他部分的血温度也没有不同，个中原理就是通过针刺放血，将刺激传递到中枢，发挥机体自身调节的作用，从而达到退热的效果。放血疗法适用于很多疾病，如中暑、吐泻、丹毒、静脉曲张，以及一些局部的皮肤病等。治疗不同疾病时，放血部位不同，具体方法也不同，如：治疗中暑、吐泻多用刺络（静脉）放血，治疗腰扭伤可用尾中放血，治疗皮肤病可局部点刺等。

著名的针灸大师贺普仁教授在50多年的医疗实践中，博采众家之长，创立了“病多气滞，法用三通”的中医针灸病机学学说和独具特色的针灸治疗体系。放血疗法就属于三通法之一的“强通法”，目的是排毒，去瘀血，泄热。例如静脉曲张，中医称之为筋聚，是瘀血导致络脉不通成病。贺老曾用三棱针放血治疗静脉曲张，取得明显疗效。

扩展 “十晕九治”——晕针者治疗效果更佳

晕针是指在针刺过程中患者突然发生头晕、目眩、心慌、恶心，甚至晕厥的现象。用现代医学理论解释，晕针的原因就是在人体处于相对虚弱的时候进针，刺激和人体的承受能力不平衡。体质原因、穴位刺激过强、环境和气候因素等都可导致晕针。晕针大多发生于针灸的过程中，但也有少数患者在取针后数分钟至更长时间才开始出现症状。尽管引起晕针的原因很多，晕针现象也比较普遍，但出现晕针时只要及时停止一般不会出现严重的后果。另一方面，针刺治病的原理就是通过刺激调动人体本身的抗病能力，而晕针是由于针刺的刺激超出了人体的承受能力，患者出现晕针也说明针刺效果显著，因此临床上有“十晕九治”的说法，对于这类患者，针刺治疗效果更佳。

（李璐瑒）

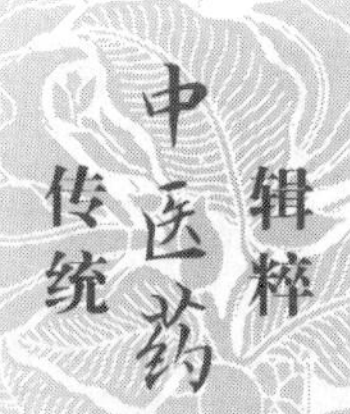

火针——传统针灸的奇葩

火针是传统针灸疗法当中的一种，就是将火烧红的针尖迅速刺入穴内，以治疗疾病的一种方法。沿用百年的传统火针疗法，如今在临床应用中也展现出其新的活力。

1.历史悠久，前景广阔——火针的发展历程

萌芽阶段：早在《黄帝内经》中就有对火针的针具、刺法等的初步描述。《灵枢·官针》曰："凡刺有九，以应九变……九曰大针，长四寸……"这被后世认为描写的正是火针的雏形，但当时火针应用并不广泛。

发展阶段：汉晋唐宋时期，火针的论述已打破了《黄帝内经》的范围，适应证及禁忌证均有增加，已推荐用于内外科等各种疾患，但未形成比较完善的理论基础。

至汉代，火针的使用已渐广泛。张仲景在《伤寒论》中称其为"烧针"，并在论述中扩大了火针的应用范围，但其实也仅是对误用火针后的辨证提出了补救措施。

晋代皇甫谧的《针灸甲乙经》强调火针的适应证为寒证和痹证，提出火

针治病必须考虑体制因素，其云：故用针者，不知年之所加，气之盛衰，虚实之所起，不可以为工矣。

唐代开始，火针已经突破了《黄帝内经》的应用范围，开始了一个新的阶段。孙思邈在《备急千金要方》中将火针称之为“白针”，首先将其应用于外科，治疗疮疡痈疽、瘰疬痰核和出血等疾患。此外，孙思邈在火针禁忌方面提出“巨阙、太仓、上下脘……忌火针也”，说明了操作过程要点。

宋代以后，火针已经广泛用于治疗内脏疾患。王执中在《针灸资生经》中记载了用火针治疗腹痛、哮喘、腰痛等病症。成熟阶段：明清时期已逐步形成了较完善的火针理论基础，从刺法、适应证、禁忌证上都有所扩展，对火针的针具进行了规范，火针已用于内科、外科、儿科、五官科等专科疾病的治疗，留下了大量的医案记载。

明代有关火针的著作可谓百花齐放。《针灸大成》《名医类案》对火针的刺法、适应证、医案等均有详细的描述。李时珍则以《黄帝内经》《伤寒论》为基础，在他的著作《本草纲目》里较全面地论述了火针的刺法、治疗作用。《外科正宗》《外科启玄》对关于火针治疗外科疾患有详细论述。其中，以高武的《针灸聚英》对火针疗法的针具、刺法、适应证、禁忌证等方面论述最为全面，继承了前人的临床经验，明确记载了火针治疗外科疾患和痹证的操作方法。《针灸聚英》也为后世针灸家所推崇。此阶段已逐步形成了较完善的火针理论基础，在刺法、适应证、禁忌证等方面均有突破。

清代开始，当时医者多重药轻针，针灸学走向了衰退。这一阶段的针灸著作主要有吴谦的《医宗金鉴·刺灸心法要诀》、廖润鸿的《勉学堂针灸集成》及李学川的《针灸逢源》，但缺乏创新。尤其是清初至民国时期，统治者竟以“针刺火灸，究非奉君之所宜”的荒诞理由，于公元1822年废除太医院的针灸科。在当时统治阶级的打压下，针灸开始走下坡路，以至于到新中国成立前，火针已经濒临灭绝。

新中国成立后，在党和政府的高度重视下，针灸不断得到传承和提高，火针的发展历史翻开了新的一页。国医大师贺普仁，从20世纪50年代开始，收徒授艺，大力推动了火针的传承和发展，使这门传统的针灸技艺重新焕发了青春。

目前，火针的发展进入了一个新的鼎盛时期。

2. 借火助阳，开门祛邪——火针的作用原理

火针是针法和灸法巧妙结合，治病机制在于借“火”之力刺激穴位或局部，给人以一定的热性刺激，发挥针和灸的双重作用，即温热作用。

火针的作用原理总结为以下三点：

（1）借火助阳，即借助火热，温壮阳气。火针疗法通过加热的针体，经腧穴将火热直接导入人体。这种被导入的火热，通过腧穴、经脉，在人体内可以直接激发经气，鼓舞血气运行、温壮脏腑阳气，起到防病、治病的作用。

（2）开门祛邪，即通过灼烙人体腧穴而开启经脉脉络之外门，给病邪以出路。火针借助火力，灼烙腧穴，出针后其针孔不会很快闭合，加之较粗的针具，加大针孔，则痈脓、瘀血、痰浊、水湿等有形之邪，以及风、寒、暑、湿、燥、火等外邪，均可从针孔直接排出体外，使痼疾顽证得以治疗。

（3）以热引热，即借火力强开外门，使毒热外泄。局部血气壅滞，火郁而毒生，出现红肿热痛等多种病症。使用火针，借火力强开其门，使壅结的火毒直接外泄；同时火针温通经脉，助血气运行，则火毒随之消散。

3. 体系独特，应用广泛——火针的功效

火针在瞬间给经络或病灶注入的“火热”可循经蔓延，起到“借火助阳”的作用，可温煦经脉，激发脏腑阳气，鼓舞血气运行。贺普仁与其弟子经过对前人的总结和实践，将火针的功效总结为以下几方面。

（1）祛寒除湿，温经止痛　火针可温通经脉，鼓动人体阳气，行气活

血，使脉络调和，气机疏利、津液运行、疼痛自止，治疗因寒因湿引起的疼痛。

（2）疏通经气，宣肺定喘　寒邪饮冷则伤肺，火针可温化肺之寒邪，疏通肺之经气，则肺气得以宣发肃降，喘息自止。取穴：大杼、风门、肺俞。

（3）助阳化气，消癥散结　癥结，即肿物或包块在体内或体表的积留，火针能行气活血、助阳化气，气机疏利、津液运行则癥结消除。局部取穴。

（4）壮阳补虚，升阳举陷　脾胃阳虚导致的胃下垂，治疗取穴足三里、内关、脾俞、中脘；中气不足导致阴挺，治疗取穴气海、关元。

（5）生肌敛疮，去腐排脓　火针促进气血运行，鼓舞正气，正气充盛，则能排除脓毒。可治疮疡破溃或未破溃已成脓肿者。

（6）攻散痰结，消除瘰疬　火针可温通阳气，攻散痰结，疏通气血，消积化瘀，故可除瘰疬。

（7）助阳化气，解除麻木　火针能温通助阳，引阳达络，使气至血通，麻木自除。常见类型：气虚者，遍身麻木；中风者，半身麻木；肝郁脾虚，手足麻木；外伤经脉者，局部麻木。操作：细火针散刺法。

（8）温通经络，祛风止痒　局部增生性皮肤病：粗火针点刺局部。全身瘙痒症：细火针点刺曲池、血海、风市等穴。

（9）运行气血，解痉止挛　适用于面肌痉挛，多因肝血不足，风痰阻络致筋脉失养，风扰经络引起。

（10）引热外达，清热解毒　根据“以热引热”“火郁发之”的理论，火针可治疗因热毒内蕴，拒寒凉药而不受之热证。

（11）健脾利湿，温中止泻　火针具有温通阳气、调节脏腑、收摄止泄的功能，可以治疗慢性肠炎。取穴：中脘、天枢、长强。

（12）补益脾气，通抻筋脉　火针能助阳化气，使脾胃气盛，则气血化生充足，筋脉得以润养，肌力增强，肌肉丰满。可以治疗痿证。

4. 红、准、快——火针的操作要领

火针的操作不同于毫针，它有很强的技巧性，以快针为主，操作主要有以下三方面要点。

（1）烧针　烧针是使用火针的关键步骤，明代杨继洲的《针灸大成·火针》记述也较为详细："频以麻油蘸其针，灯上烧，令通红，用方有功。若不红，不能去病，反损于人。"因此，在使用前必须把针烧红，才能作用。传统的方法是用麻油烧针，现在较为方便的方法是用酒精灯烧针，或用镊子、止血钳夹住点着的酒精棉来烧针。

（2）选穴　火针选穴与毫针选穴的基本规律相同，根据病症不同而辨证取穴。选定穴位后要采取适当体位以防止患者改变姿势而影响取穴的准确性。取穴应根据病情而定，一般宜少，实证和青壮年患者取穴可略多。

（3）针刺手法与深度　针刺时，将烧红的针具迅速刺入选定的穴位内，即迅速出针。关于针刺深度，《针灸大成·火针》中说：刺针"切忌太深，恐伤经络，太浅不能去病，惟消息取中耳。"欲达到"消息取中"，深浅操之，手有定数，非十年工夫不可得。所以常常因其针法难练，而被针家拒之门外。

火针针刺的深度要根据病情、体质、年龄和针刺部位的肌肉厚薄、血管深浅而定。一般而言，四肢、腰腹针刺稍深，可刺2～5分深，胸背部穴位针刺宜浅，可刺1～2分深。行针的手势务求轻便灵活，一般每刺一下，只要针尖略点皮肤，即可提起，速度可达每秒钟2～3刺。不必过重过慢。火针从接触到离开皮肤的时间控制在0.3秒左右，这么短的时间，患者不会产生强烈疼痛。

火针的留针刺法一直以来有所争论，与传统的火针刺法相比，差别体现在深度和温度两方面，首先针不能烧得太红，其次不能入针太深，此法多用于体质弱的患者。

总之，火针疗法的施术要点可简单归纳为：红、准、快。烧红后一针进

去，掌握好深度、角度，然后迅速出针。

5.工欲善其事，必先利其器——火针的针具

和一般毫针相比，火针较粗。目前常用的火针根据不同用途有平头火针、三头或多头火针、尖头火针等多种类型。粗火针主要用于针刺病灶局部，以治疗外科疮痈、痰核、瘰疬等疾患；中火针适用范围较广，除面部穴位及肌肉菲薄部位外，身体其他部位穴位都可用；细火针主要用于面部以及体弱、老幼的患者；三头或多头火针常用于对体表大面积麻木或皮肤病，如痣、疣的治疗；平头火针常用于治疗眼病。

随着技术与材质的不断改进，火针已有不同规格和用途的几十种，材质多取钨锰合金。其中专业的有师氏（师怀堂）的"新九针"，"因病而变"，擅用于外科、皮肤科；贺氏（贺普仁）倡导的"六针"，用以"温通"，长于内科、骨科、妇科。

火针疗法从古至今经历了数千年的积淀，已经形成鲜明的诊疗特色。可以说，火针源于古代，发展于当代。在传承传统针灸经验的同时，火针被赋予了新的内涵和活力，使这一古老而独特的针灸疗法能够更好地满足当代人类健康的需求。

（李璐瑒）

中西医之争　相煎何太急

从历史来看，中、西医的产生与发展过程有着本质的不同，这种差异导致了这两种医学在认识论与方法论上的根本性区别。中医理论是从人对自身乃至宇宙万物的深刻体验中总结出来的，以理论为第一要义。中医治病的原理就是调整人身的各项功能状态，使之归于平衡的常态，达到“阴平阳秘”。中医的一切理论都是围绕这种机体状态和功能的消长变化而展开的，理法方药莫不如此。所以，离开了中医的基本理论，即使用中药治病，也只能是简单的经验医学，不能归入中医纯粹的辨证施治体系。反之，西医是建立在分子、细胞、器官的基础上，随着解剖学、生物学、化学的发展而发展起来的，以科学为第一要义。

中西医应长久并存，各取所长。医学社会学的研究发现，20世纪中叶以前，结核病、霍乱、天花等烈性传染病是人类的头号杀手。对于这些疾病，西医对症下药的治疗方法确实有其优势。随着抗生素的广泛应用，一些传染病基本上已被消灭或有效控制。但是，到了20世纪中叶以后，慢性病逐渐取代了传染病成为健康的最大威胁。因此，以整体诊视、辨证施药的中医中药的优势也就逐渐显露出来，这就是当今世界上中医中药的影响正在日益扩大的根本原因。

就像阴阳五行解释不了生理和药理一样，西医的科学道理也解释不了中医，比如经络，科学到今天也无法验证它的实体存在，但有很多证据表明，中医理论中的经络的确存在，并影响着人的机体感知和变化。

有学者认为，对中医药而言，如果不珍惜自身的传统文化价值，无视中医理论的独特性，盲目搞所谓的“中医药现代化”，并按西医模式进行中医教育，中医将面临自毁的结局。中医迫切需要做的功课，不是与西医争地位，而是抢救中医遗产，培养合格的传人，一旦失去传人，纵使全世界都承认了中医的地位，又有什么意义呢？反之，对西医而言，如果不正视中医的传统医学地位，只是武断地给中医扣上一顶迷信的大帽子，这不仅违反科学精神，而且就像“将牛顿力学视为永恒真理会妨碍相对论诞生”一样，这种故步自封的态度终将妨碍西医自身取得进步和突破。

因此，坚持科学多元主义和文化多元论，实行中西医并行的医学格局更符合国人的医疗需求和习惯，也符合中国的实际与国情。在这一点上，我国著名的中医泰斗裘沛然老先生也始终强调，中医与西医是两个并列的学科，地位是平等的，不能执其一端，有所偏废。而钟南山院士也曾说过：“我不认为取消中医是对的，只是因为太多的江湖医生是以中医的形式出现，才损害了中医的信誉。”当然另一方面，我们也希望看到中西医之间有更多的争论甚至激辩，但一定是站在客观的立场，以相互尊重、相互了解为前提，绝不能因双方的基础理论、研究方法、概念和内涵等不一致，而使二者之间的学术争论演变成“关公战秦琼”一样的荒唐剧。

（胡欣燕　李璐瑒）

传统中医药的文化色彩

传统中医药在流传数千年的过程中，积淀了深厚的文化底蕴。当下，传统中医药的文化被不少人忽视或淡忘，归根结底，还是人们对于这些文化缺乏深入的了解，传统中医药中的一些特殊读音更是鲜为人知。

我国地域辽阔，南北方气候、文化、语言差异巨大，由此造就了中医药领域一些特殊的读音。很多特殊读音只用于中药，行外人不容易读正确，如黄芪（qí）、川芎（xiōng）、白术（zhú）、黄芩（qín）、薤（xiè）白，还有些特殊读音连从业人员也不一定能读对，如荨（qián）麻、茺蔚（wèi）子、枳（zhǐ）壳、诃（hē）子、枸（gōu）橘、枸（gǒu）杞、枸（jǔ）橼。缘于地理原因的读音差别很常见，如中药萆薢，在北方语系中都读作“比谢”或“必谢”的音，但是在江浙地区的吴侬软语当中，常读作“杯谢”的音，实际上，在字典中的读音是“必谢”的音，“萆”字同蓖麻的“蓖”。

中药炮制方法中有一种“燀法”，系将桃仁、杏仁等药物放在沸汤内浸泡，便于去皮。“燀”字有人念chǎn，也有人念dǎn，并有南方念chǎn，北方念dǎn的说法。有学者为考证中药炮制中“燀”的正确读音，在查阅相关文献资料的基础上，从比较“燀”的两个不同发音的词义注解出发，联系“燀法”的历史沿革，发现“燀法”的意思与“燀”念chǎn音时的注解相吻合，最终认为中药炮制中“燀”的正确读音为chǎn。不过，目前业内对这个字的读音还有争论，在北方把“燀”字念成dǎn的大有人在。中医药还有一些特殊读音耐人寻味，如“壳”字，字典中有“ké”和“qiào”两种读音，意思均为坚硬的外皮，但在中药当中都要读作“qiào”，如枳壳、罂粟壳。再如“浮”字，字典里只有一种读音“fú”，但是在与中医药相关的词汇，如浮小麦、浮脉等，都读作fóu。与此类似的还有柏子仁的柏读成bò等。

这类特殊读音当中最有特点的当属“鹤”字，提起北京的鹤年堂，很多人都知道“买丸散膏丹到同仁堂，买中药饮片到鹤年堂”。直到现在，上了年纪的人都习称其为鹤（háo）年堂，包括鹤年堂的内部工人。鹤字在字典里只有一种读音“hè”，为什么这里要读作“豪”的音？据老一辈从事中药工作的专家介绍，“豪年堂”就是因为百姓口口相传，把“鹤”字念白了。此外，有一种中药叫做“鹤虱”，也有人将其念作“豪”虱。像浮、黑、白、鹤这类不同于字典的特殊读音字，有专家认为是缘于方言，也有人认为这与京剧的特殊唱腔和念白有异曲同工之妙，但无论如何，它们是中医药传统文化的一部分。就像北京的大栅栏读作dà shí làn er，这是民俗，是传统文化。

中药别名现象由于各时各地用药习惯、风土人情以及历代文献记载的不同，中药当中一药多名和多药同名的现象普遍存在。别名是相对正名而言，一直以来，中药名称混乱，同一种中药有二三十种名称都不足为奇，如文献用名、地区用名、商品名称、混淆名称、处方用名、异名、土名等，这些都体现了中医药文化的源远流长，却也给中医药工作带来了诸多不便。中药别名的由来包括产地、颜色、形状、功效、气味、归经、药用部位、炮制方法等，还有的中药由于人名、药用价值及避讳等原因，这些别名的产生都与中药本身的特点息息相关，在规范中药名称的同时，作为对传统文化的传承，值得保留。

如大黄因“直降下行，走而不守，有斩关夺门之力，故号将军”，产于四川的大黄又名川军；玄参因色黑又名黑参；天南星炮制时须用牛胆汁拌制又名胆南星；杜仲折断后有银白色丝状物又名丝连皮、扯丝皮、玉丝皮；牵牛子因有黑色和白色两种而又名黑丑、白丑或二丑；款冬花开起来常三朵连在一起，故又名连三朵。地区用名是中药别名的一个主要来源。由于我国地域辽阔，同一种中药可在不同地区分布而名称各异，地区用名在中药别名中占有相当大的比例。

姓名避讳是中国封建社会特有的现象，直接影响了某些中药的名称。以山药为代表，山药原名薯蓣，该名由来已久，《山海经》中即称薯蓣，后因唐代宗名“豫”，与“蓣”音同，为避其讳，改名为薯药；到了宋朝，又因宋英宗名“曙”，与“薯”音同，为了避讳，又改名为山药，一直沿用至今；玄参又名元参，清朝时为避康熙皇帝名“玄烨”之讳而改名为元参。由此可见，中药的正名和别名不是固定不变的，在一定历史时期可互有变化。如茜草的别名“茜根”、玉竹的别名“萎蕤”、苍耳子的别名“葈（xǐ）耳实”，在明代以前的本草著作中都是作为正名出现的。

从1953年起至今，我国已颁布的历版药典中，有些中药名屡有变动，如天门冬改为天冬、龟板改为龟甲、白豆蔻改为豆蔻等。在我国台湾省，直到现在还将黄耆、萎蕤、鸡苏作为黄芪、玉竹、薄荷的正名。有一些中药别名源自典故，更是体现了传统中医药的文化色彩。如灶心土又名伏龙肝，就是传说中灶心有神名“伏龙”；此外，牛黄又名丑宝、猴枣又名申枣，是来源于生肖属相；脐带又名坎炁（音同“气”），则是来源于八卦方位。

古今字体有别，也是中药别名的来源之一，如古代称花为“华”，仁为“人”，柴为“茈”等，而昔日之芫华、菊华、杏人、茈胡等，现在均作为别名收录了。处方用名和商品名也是产生中药别名的一个重要原因。医生为了节省时间或者处方保密等原因，常常根据药物的产地、性状、规格等情况，采用代字、拆字、谐音、隐喻、会意等方法，将药名进行简化，如七厘（蒺藜）、化石（滑石）、子苑（紫菀）、才胡（柴胡）、卜何（薄荷）、力芦（藜芦）、辛一（辛夷）、石斗（石斛）、耳环斗（石斛）、月石（硼砂）、古月（胡椒）、人言（信石）、申姜（骨碎补）、锦纹（大黄）、五爪（化橘红）、川足（蜈蚣）、川太（萆薢）、土太（萆薢）、勾荇（钩藤）、天龙（壁虎）、守宫（壁虎）、天虫（僵蚕）、龙衣（蛇蜕）、九白（薤白）、大芸（肉苁蓉）等，这一类别当中有很多非常不值得提倡，应该彻底废除。如子苑、才胡、卜何、力芦、辛一、九白、石斗等，这些别名没有任何文化色彩，完全是人为产生的错别字，并且扰乱了中药行业，影响了中医药学术成果的交流，给调剂人员和患者带来不便。可见，与中医药相关的文化当中，有的能体现我国文字的博大精深，有的则属于遗留的糟粕。在对传统中医药继承和发展的过程中，“取其精华，去其糟粕”一直是广大中医药工作者遵循的基本原则之一。

中药别名繁多有其积极的一面，也有其消极的一面。因此，了解中药别名产生的原因及其内涵，有助于澄清中药品种间名实混乱的现状。中医药基本概念和术语四气五味、升降浮沉、君臣佐使，这些中医药的术语在外人看来玄妙莫测，也反映了中医药浓厚的文化色彩。《淮南子》记载“神农尝百草，一日而遇七十毒”的故事。在古人看来，是药三分毒，实际上，“毒”是指药物的特性，后来才用以专指毒性较大的药物。张仲景对此有精辟之论：“药，谓草、木、虫、鱼、禽、兽之类，以能治病，皆谓之毒。”神农一日而遇七十毒，是说他一日之中辨别了70余种药物的特性。中药的毒性有“大毒”“有毒”“小毒”之别，体现出不同中药的药性猛烈程度。由此不难看出，中药“毒性”一词有着丰富的文化内涵。

中药有寒、热、温、凉四气，也称四性。中医药理论中的“气”特指“药性”。老祖宗用寒、热、温、凉来诠释药的特性，比“毒性”更具体。与“四气”相提并论的还有“五味”（酸、苦、甘、辛、咸），酸入肝、苦入心、甘入脾、辛入肺、咸入肾；酸味能收能涩，苦味能泄能燥，甘味能补能缓，辛味能散能行，咸味能软坚润下。根据五味的药用功能与进入相应脏腑的情况，也可以发挥其“补”和“泄”的作用。这些都和传统中医药的基本五行理论相一致。

提到中药方剂的配伍，就肯定要涉及“君、臣、佐、使”。“君臣”本是一个政治术语，古代天子、诸侯都称君，辅佐君者称为臣，君臣有着严格的等级之分。古人将其引入药物配伍组方中，成为方剂组成的基本原则。君药是针对主病或主症，起主要作用的药物，按需要可用一味或几味；臣药是辅助君药加强治疗主病或主症作用的药物，或者是对兼病或兼证起主要治疗作用的药物；佐药是辅助君臣药起治疗作用，或治疗兼症，或消除（减轻）君、臣药的毒性，或用于反佐药；使药是起引经或调和作用的药物。中药方剂的组成不是几种药物的简单组合，而是在丰富的临床实践基础上形成的一个有机整体。中药治病时，往往需要将多种药物配合使用，充分发挥药物之间的促进或抑制作用，以适应疾病虚实并见、寒热错杂的特点。关于中药配伍，中医有“七情”之说，即单行、相须、相使、相畏、相杀、相恶、相反七个方面，除“单行”外，其余六个方面都是指中药的配伍关系。中药配伍是经过长期认识和丰富实践积累起来的，是中药治病的主要形式，以中药方剂为最高应用形式。

中医药文化博大精深，上面所涉及的只是其中很小的一部分。中医药学的发展，历经数千年，其文化底蕴十分丰富，很难参详得透，本文或可窥其一角，更多的文化底蕴需要广大从业者去挖掘和传承。

（李璐瑒）

中医药传统辑粹

外治之理即内治之理——博大精深的中医外治法

我国为多民族国家，地域辽阔，历史悠久，方言迥异，以及其他种种原因，造成疡科的命名上种类繁多而混乱。并且历代中医外科著作颇多，各家著作所载疡科疾病的病名繁多而不统一，而且一个病名有时包括多种性质的疾病，有的同一性质的疾病，因所属部位、阶段、形态等不同，而取有几个病名。疡科疾病一般是依据其发病部位、穴位、脏腑、病因、症状、形态、颜色、疾病特性、范围大小、病程、传染性等分别加以命名的。经查文献，梳理相关概念如下：疡，又称外疡，是指一切外科疾病的总称。疡科即外科。疡科所诊治的病种多属疮、疡、痈、疽等，西医称之为外科感染（皮及皮下组织感染、软组织感染）。疮疡，广义上是指一切体表外科疾患的总称；狭义是指发于体表的化脓性疾病。包括急性和慢性两大类，是外科范围中最普遍最常见的疾病。肿疡，即疮疡之肿而未溃，及无名肿毒之统称，属于中医疮疡的范围，指一切体表外科疾病尚未溃疡的肿块，包括化脓与非化脓性疾患。

中医外科学涉及范围较广，除了现在属于该学科的疮疡、皮肤病这些病症以外，从前的跌打损伤、五官、口腔、面部创伤等疾患也都曾经归属于本学科范围，后来由于医学的发展，以上各病均先后归入了专科，目前凡是体表的疾患仍归于中医外科诊治，如疮疡、皮肤病等。

通过中医药的方法来治疗疮疡，在原始社会就已有之。虽无文字可凭，但不难推断，由于当时生产力非常低下，人类为了生存和获取食物，与猛兽搏斗，与自然相抗争，人类之间也有相互战争等，必然会发生各种创伤、体表疮疡等，为了减轻痛苦，可能采用按摩伤处，以泥土、灰末外敷止血，拔除体内异物，用草木、树叶、树皮包扎伤口等简单措施，从不自觉到自觉，经过漫长的反复实践，逐新形成了经验性的疮疡外科治疗方法。

1.历代对疮疡外治的认识

《山海经·东山经》最早记载痈、疽等疮疡科疾病，并记载有“高氏之山，其上多玉，其下多箴石”。在东晋郭璞注释的《山海经》中，所载的“箴石”就是用于“治痈肿”的砭针。古人遭遇创伤后引起局部红肿疼痛等体表感染，最后化脓，便以砭石、石针来刺开排脓。于是后世在论述疮疡疾病引《山海经》时，曰：“高氏之山，其上多玉，有石可以为砭针，堪以破痈肿者也。”砭石、石针也被认为是最早的外科手术器械。

周代出现了医学分科，《周礼·天官》中把当时的医生分为疾医、疡医、食医和兽医四大类，其中疡医所从事的就是外伤科疾病的治疗，如肿疡、溃疡、金创和折疡等，也就是治疗和处理外伤及感染类疾病。“疡医，下士八人”“掌肿疡、溃疡、金疡、折疡之祝药、劀（刮）杀之齐。”祝药即是外敷药，刮是刮去脓血，杀是用腐蚀剂去恶肉或剪去恶肉，齐是疮面平复。用药方面，有“凡疗疡，以五毒攻之，以五气养之，以五药疗之，以五味节之”等记载。以上说明，早在周代对疮疡类疾病就使用了包括内外用药及手术清创术在内的多种治疗手段。

我国现存最早的医学文献《五十二病方》记载了痈、疽、创伤、冻疮、痔漏等多种疮疡类疾病，虽将痈、疽分为二病，但与《内经》中“痈属阳属热，疽属阴属寒”的认识不尽相同，《五十二病方》中记载的疽也有呈热病征象的。在“雎（疽）病”条下有“骨雎（疽）倍白签（蔹），肉雎（疽）倍黄蓍（耆），肾雎（疽）倍芍药”之说，针对不同的疽病调整药物，初具辨证施治雏形。在“痈病”条下“身有体痈种（肿）者方”中记载“取……炊之，候其洎不尽一斗，抒臧（藏）之，稍取以涂身體（体）种（肿）者而炙之……痈种尽去，已。尝试。令。”可见外治法在《五十二病方》中的记叙内容丰富，方式多样，占有重要地位。而且从文后的“尝试”“令”字来看，此方是经过多次实践检验证明疗效可靠的。不仅如此，《五十二病方》还有痔疮的割治方法、痔疮的外敷药治疗和以“铤”作为检查治疗漏管的探针的记载，可见当时外科治疗已达到一定水平。

《黄帝内经》奠定了疮疡类疾病的理论基础。《灵枢·痈疽》设专篇论述了痈疽疮疡，对疮疡类疾病的形成及演变过程有精辟论述。如“寒邪客于经络之中则血泣，血泣则不通，不通则卫气归之，不得复反，故痈肿。寒气化为热，热胜则腐肉，肉腐则为脓”。论述了外邪入侵，导致经络阻塞，气血凝滞，从而形成局部肿块（炎症）的病理过程；病情进一步发展则热胜肉腐为脓。这一论述直到现在都是中医外科对疮疡类病因病机认识的基础。《灵枢·痈疽》还鉴别了痈疽两大类疾病，如“然不能陷，骨髓不为焦枯，五脏不为伤，故命曰痈”“热气淳盛，下陷肌肤，筋髓枯，内连五脏，血气竭，当其痈下，筋骨良肉皆无余，故命曰疽”。另外还记载了许多疮疡的病名，如猛疽、夭疽、马刀挟瘿、锐疽等，几乎囊括了身体各部位的急、慢性感染。由此可见，《内经》时期在理论与实践方面，对疮疡类疾病认识都有了较大发展。我国现存最早的本草学专著《神农本草经》总结了汉以前的药物知识和主治病名。其中有关疡科用药约占144种之多，所提到的主治病证有170余种，而其中疡科疾病如鼠瘘、痔、火疮、痈、疽、瘿、恶疮等约67种之多。经过长期临床实践证明，书中所记载的药效绝大多数是肯定的。

南北朝时期，由龚庆宣整理出版的我国现存第一部外科专著《刘涓子鬼遗方》，继承发展了《灵枢·痈疽》的学术思想，总结了魏晋、南北朝以前的中医外科学术成就，对痈、疽、金疮、疮疖、皮肤病等疾病的诊断和治疗有较详细的论述，载内、外治方剂一百四十余首。首次提出了以局部有无“波动感”为特征的辨脓方法，提出对脓肿切开应“逆上破之”等方法。隋代《诸病源候论》是我国现存最早的病因病理学专著，论述外科疾病数十门360余种，并辟有痈疽专篇，其中对“消渴病”的论述中，“久病变成痈疽”是对糖尿病并发症的最早记载。当中还记载有瘿瘤、丹毒、疔疮、痈疽、痔瘘、兽蛇虫咬伤等外科内容及40多种皮肤病，并对病因病理学的认识已显示出一定的科学水平，如指出疥疮由虫引起等。

唐宋时代，外科范围包括肿疡、溃疡、皮肤病、骨折、创伤等。元代医事则分为13科，将外科称金疮肿科，包括金镞与疮疡。唐代孙思邈《备急千金要方》对疮肿、痈疽、发背、丹毒、瘭疽等设立了专篇。认识到疮疡与内脏疾病的关系，如“消渴之人……常源思虑有大痈”。宋代外科医家重视整体与局部的关系，重视外科疾病的辨证论治。《圣济总录》首次提出用“五善七恶”来判断疮疡转归、预后。《太平圣惠方》指出应鉴别“五善七恶”，同时总结了内消、托里等内治方法。东轩居士所撰《卫济宝书》记载试疮法、溃脓法、长肉法、打针法、灸恶疮法等外治方法，以及多种手术器械，如灸板、消息子、炼刀、竹刀、小钩等。李迅著《集验背疽方》，提出疽有内外之别，对背疽病源、病状及用药、禁忌作了全面论述。陈自明所著的《外科精要》，强调对痈疽应辨证施治，区分寒热虚实，以对症治疗，主张“治外必本诸内”“大凡痈疽，当调脾胃”的整体观念，当中载有托里排脓的多个方药，至今仍在临床中应用。

金元时期形成的各医学门派，对疮疡治疗的影响甚大。《河间六书》基于《内经》中治法的论述，提出“托里、疏通、和营卫”三法为治疮大要，从各种不同病因所致的外证，以邪之在表、在里、半表半里，而定托里、疏通、和营卫等治疮三大法则。因本法从三因受病立论，后世称之为病因疗法。张子和以攻邪著称，在疮疡治疗上，认为火热为病，力主重用寒凉。李东垣在外科方面，结合“膏粱之变，足生大丁”“营气不从，逆于肉理”的经训，提出“荣气”即“胃气”。如疔疮之实，须先泻其荣气，非苦寒为君，不能除其苦，反对用乳香、没药或芳香止痛药；而对已溃之后，不主张古方之生肉膏、食肉膏，强调健脾以生肌，将“脾胃论”的主导思想纳入外科，提倡升发胃气，对后世影响巨大。朱震亨在疮疡治疗方面，主张分经络气血之多少而区别治之，指出痈疽只是热胜血，将“阳常有余，阴常不足”理论应用于疮疡治疗，力荐凉血之法，丰富了疮疡内治之法。元代齐德之的《外科精义》总结了元以前各种方书的经验，在治疗学上亦多有创新，全面总结了灸、针、烙、砭镰、溻浴，灵活应用温通、排脓、拔毒、止痛等多种外治方法。认为病疮肿之生，皆为阴阳不和、气血凝滞所致，指出“治其外而不治其内，治其末而不治其本”的方法是不对的，治疗疮疡应辨别阴阳虚实，采用内外治相结合的方法。

至明清时期，医事分科更细，骨伤、耳鼻咽喉、眼科等疾病一般开设专科分治。这一时期，外科统称为疮疡科，学术特点更加强调内外统一的整体观，其范围以疮疡、皮肤和肛肠疾病为主体，但在当时的许多外科专著中所论述的病种却大大超出这一范围。明代外科专著大量涌现，对疮疡的认识及临床实践也达到巅峰水平。王肯堂的《证治准绳·疡医》、窦梦麟的《疮疡经验全书》、申斗垣的《外科启玄》、张景岳的《外科钤》等，都各有特点。王肯堂继承前贤学术思想，提倡早期行气活血，解毒消肿，以及补虚泻实，平治寒温方能使气血各得其常，则可内消，发展了刘氏三要法。申斗垣根据“外科必本于内”的指导思想，而主张先察虚实、病在何经、何经先受病，以及有无兼证等，然后采用标本兼治的手法。陈实功《外科正宗》被评价为“列证最详，论治最精”，治法上兼顾内外，在内治法中重视脾胃，如“盖疮全赖脾土，调理必要端详”“盖脾胃盛者，则多食而易饥，其人多肥，气血亦壮，脾胃弱者，则食少而难化，其人多瘦，气血亦衰。所以命赖以活，病赖以安，况外科尤关紧要”，疮疡成脓时，主张尽早切开引流，反对单纯采用保守疗法，这些理论对后世影响较大，清朝的《外科大成》《医宗金鉴·外科心法要诀》等继承发展了《外科正宗》的学术思想，形成了中医外科“正宗派”。清代王洪绪《外科证治全生集》把复杂的疮疡疾病归纳为阴阳两大类，并以此作为辨证论治的主要法则，提出应“专论阴虚阳实，认定红白两色，是痈是疽，治即全（痊）愈”，后世许克昌《外科证治全书》等继承了其学术观点，形成了“全生派”。高秉钧《疡科心得集》，重视疮疡的鉴别诊断。倡“外疡实从内出论”，认为“夫外疡之发也，不外乎阴阳、寒热、表里、虚实、气血、标本，与内证异流而同源者也”。后世沙书玉《疡科补苴》等继承了其学术观点，形成了“心得派”。也正是因为这一时期疮疡外科在学术方面突飞猛进的发展，医家不断整理、出版校订相关古籍，清末出现了《急救广生集》和《理瀹骈文》这样系统性的外治法专著，丰富了疮疡治疗理论。程鹏程所著外治专书《急救广生集》主要汇集了各科外治之法，是一部临床各科外治大全。吴尚先所著《理瀹骈文》对中医外治法的发展产生了重要影响，将辨证论治思想系统纳入外治法，三焦分治，以嚏、填、坐三法统领外治百法，主治上、中、下三焦百病；制剂以膏药为主，总结近百种外治方法，大致分为五官孔窍用药、腧穴用药、病位用药；其制药别具一格，选气香力雄、辛窜透达之品以利渗透，用量大而药味多，不避“反”“畏”及毒剧之品，使散在于历代医籍中的外治法，在此熔为一炉，形成体系，极大地促进了外治法的发展。

晚清至民国时期，随着西医在我国的发展，出现了张锡纯等中西医汇通学派，如《医学衷中参西录》中以中西药并用治疗多种外科疾病。顾鸣盛的《中西合纂外科大全》可称是疡科中西医结合早期专著。书中于每证之下，详叙中西医治法，开疡科中西结合之先河。近代张山雷所著《疡科纲要》，内容简要，对疡科的治疗内外俱用，而尤重内治，严格掌握疡科消托补三大法的运用，包括灵活应用消肿化瘀、行气化痰、清理湿热、温养补益、提脓托毒、清养胃家诸法。外治法的应用，主要以药物治疗为主。理论、辨证、用药，对外科的发展有一定的影响。

综上所述，疮疡是人类最早认识和处理的一类疾病，因为人类每天在自然界中活动，史前时期生存条件恶劣，容易造成体表创伤。在两千余年的发展过程中，疮疡的学科内容奠定了中医外科学学术发展的基础。

2.疮疡的病因病机及辨证论治

疮疡疾病多生于体表，发病机制和致病因素不一而足，针对不同的病因病机，其辨证和治则有所异同。总的来说，疮疡的致病因素分外感（外感六淫邪毒、感受特殊之毒、外来伤害等）和内伤（情志内伤、饮食不节、劳伤虚损等）两大类。《素问》有“膏粱之变，足生大丁”“诸痛痒疮，皆属于心”“营气不从，逆于肉理，乃生痈肿”等论述，概括了疮疡的病因病机。疮疡发生以后，正邪交争决定着疮疡的发展和转归。疮疡初期，若正能胜邪，使邪热不能鸱张，渐而肿势局限，疮疡消散；若正不胜邪，热毒壅滞不散，热胜肉腐成脓，导致脓肿形成，即为疮疡中期（成脓期）。肿疡系疮疡初起未化脓阶段。中医认为气滞血瘀、郁阻经络是一切疮疡发病的病理基础。郁久化热，故出现不同程度的红、肿、热、痛。西医则认为机体对内外界生物性或理化因素刺激做出应答性反应出现变质、渗出、增生即炎症反应。肿疡可分为阴证、阳证、半阴半阳证。肿疡之阳证约相当于现代医学之急性炎症初期阶段。其临床征象为起病急、病期短、病位浅、肿形高突局限、肿处略硬、皮色红、皮温热、疼痛剧烈而拒按。

有学者通过对古代中医文献收集、整理、分析，对历代医家关于疮疡类疾病论述进行全面回顾、总结，得出结论：疮疡阳性疾病发病与热毒、火毒、湿热三种致病因素关系最为密切，热毒为阳性疮疡疾病的共同发病原因。热毒稽留于体表，致营卫不和，气血凝滞，热盛肉腐是阳性疮疡疾病的共同病机。通过对《中医外科学》与《中医外科诊疗思维》疮疡阳性疾病的48个证型的整理分析，发现阳性疮疡疾病的证候分型主要以“热”证为主。

疮疡是各种致病因素侵袭人体后引起的体表化脓性疾病，包括急性和慢性两大类。对疮疡的辨证施治是中医外科的特色。中医学认为，疮疡虽发于体表，但与人体的脏腑、气血、经络等关系密切。脏腑功能失调，经脉气血壅滞，病邪可乘虚而入，引起局部病变。体表局部病变则通过经络传导，也会引起脏腑气血的失常而出现全身症状。

历代医家经过长期临床实践，认为内因是人体发病的主要因素，外因是发病的条件。根据人体“内外统一”的理论，从“整体观念”出发，以及“治外必本诸内”的理念，疮疡的治疗也多采用内服和外治相结合的方法来进行。正如《疡科纲要》云：“苟能精明乎内科治理，而出其余绪，以治外疡，虽有大证，亦多应手得效。”

阴阳是八纲辨证的总纲。一般讲，在辨清疾病的表、里、寒、热、虚、实之后，即可判明是阴证或阳证，或半阴半阳证。但外科在辨别阴阳属性上还有自己的特点，即根据疾病的发生、发展、症状和转归等各方面的相对性，可直接辨认其为阳证或阴证。《外科正宗》《外科大成》《医宗金鉴》等外科重要文献着重论述阴证阳证，而略于表里、寒热、虚实；而《外科证治全生集》仅以阴阳为辨证论治法则，从而说明外科疾病的阴证、阳证确有一定的独立性。所以，后世医家将阴证阳证放在外科八纲辨证的第一位，强调“外科疾病首辨阴阳”。如《外科正宗》中的“痈疽阳证歌”“痈疽阴证歌”等，则明确系统地把阴阳学说作为外科疾病的辨证原则。《疡医大全·论阴阳法》则曰：“凡诊视痈疽，施治，必须先审阴阳，乃为医道之纲领，阴阳无谬，治焉有差。医道虽繁，而可以一言蔽之者，曰阴阳而已。”进一步指出阴阳在外科疾病辨证方面的重要性。所以，阴阳不仅是八纲辨证的总纲，也是其他一切外科疾病辨证的总纲。

疡科均具有外证可征，所以局部辨证在疡科中占重要地位。“疡科辨证，首重阴阳”，在很大程度上是指局部辨证而言。在通常情况下，凡是急性化脓性感染多属于阳证范畴，如疖、痈、蜂窝织炎等。

肿胀与疼痛是疮疡最主要的局部表现，是辨证的重要内容。阳证肿疡辨证以红、肿、热、痛为要点，肿、痛在临床上多同时出现，这是区别于瘰疬、脱疽等其他疮疡的重要特点，临床辨证应从其成因、性质和部位等方面加以分析。

在治法方面，早在《内经》便记载有针砭、按摩、猪膏外敷等多种疮疡外治疗法，如“其已成脓血者，其唯砭石铍锋之所取也”；晋代皇甫谧《针灸甲乙经》提出“治痈肿者，刺痈上，视痈大小深浅刺之”；隋代《诸病源候论》痈疽专篇提出对创伤要进行清洗，并取出异物，否则“疮永不合”或“纵合常令疼痛”；宋代医家对疮疡辨证时更加重视整体与局部的关系，《太平圣惠方》首次系统提出了消法与托法治疗疮疡的基本原则，认识到痈“由六腑不和所生”，疽“由五脏不调所生”；金元时期刘河间提出“治疮大要”的托里、疏通、和营卫三法，是后来消、托、补法则的雏形，齐德之的《外科精义》在继承宋代学术思想基础上，进一步强调整体观，反对局部论，认为“治其外而不治其内，治其末而不治其本”是不够全面的，主张内外结合，从而为外科整体观念的建立作出了贡献；明代汪机所撰《外科理例》提出循内科之理以治外疡，首创玉真散治疗破伤风；陈实功《外科正宗》则把李东垣的脾胃思想引入疮疡病治疗中，强调内治、外治、手术并重，完善了疮疡治疗“消、托、补”三法；清代王洪绪主张疮疡“以消为贵，以托为畏”，反对滥用刀针，禁用腐蚀药物，《外科证治全生集》所载阳和汤、醒消丸、犀黄丸、小金丹等名方，今天仍为外科临床的有效方药；高秉钧《疡科心得集》提出了脑疽、发背的“三陷逆证”，并把温病热入心包的犀角地黄汤、安宫牛黄丸、紫雪丹等，用于治疗疔疮走黄，开拓了疮疡重症治疗思路，提高了临床疗效。

疮疡的治疗，也和内科疾病一样，当察患者身体的强弱虚实、症状的寒热阴阳辨证治之。也就是说本于寒者热之，热者凉之，虚者补之，实者泻之，表者汗之，里者攻之法则灵活运用，随证加减治疗。故疮疡的治疗常须内治和外治相结合。轻浅的疮疡，有时单用外治也能获得痊愈。外治法是疮疡重要治疗手段。疮病为病，发见于外，故外治之法最为重要。凡轻浅之症，只持外治即能收功；而较重之大疡，外用药物更显重要。外用药物可直接作用于患处，由外及内、由表及里，使药物直达病所，消肿散瘀，提毒拔脓及生肌收口的作用迅速、持久，适用于疮疡各期，收效甚速。

疮疡的外治法是在长期的医疗实践中逐渐形成的，是指运用药物、手术或配合一定的器械，直接作用于病变部位以达到治疗目的，是中医外科学的一大特色。阳证肿疡治则以“消”为贵。治法以行气活血、清热解毒、消肿止痛为主。常用方剂为如意金黄散、玉露散、芙蓉膏、消炎膏。初起可用鲜蒲公英，或鲜紫花地丁，或鲜野菊花叶捣烂外敷，或用如意金黄膏、芙蓉膏外敷。此外，马齿苋、芙蓉花叶、七叶一枝花、丝瓜叶等，均有清热解毒消肿之功，可捣烂外敷用于阳证肿疡。

清·吴尚先在《理瀹骈文》中指出：“外治之理即内治之理，外治之药亦即内治之药，所异者法耳。医理药性无二，而法则神奇变幻。”对外治法的理论做了精辟论述。就是说外治法也要遵循中医的整体观念和辨证论治原则。外治可直达病所，具有疗效显著、作用迅速的治疗优势。

外治疗法的理论还基于整体观念，中医学认为，人体体表与脏腑是一个不可分割的整体，在生理病理上相互联系。外治药物作用由体表可通达脏腑，与内治比较只是给药的途径不同而已。通过外治还可调节全身气机，发挥整体效应。药物作用的途径包括：药物由皮毛入脏腑、气载药行、穴位刺激作用等。

药物外治要根据疮疡初期、中期、后期分别辨证施用。初期为邪毒蕴结、经络阻塞、气血凝滞；中期（成脓期）为瘀久化热，腐肉成脓；溃后则为脓毒外泄、正气损耗。相应的外治基本原则是：初期应箍毒消肿；中期宜透脓托毒；后期宜提脓去腐，生肌收口。此外，还应根据病因和局部病损的病理变化辨证用药，并根据“治外必本诸内”的原则，与整体治疗相配合。

3.疮疡外治法的理、法、方、药

在远古时期的原始社会，石器不仅是人类改造征服自然的有力工具，也是治疗疾病的器械。历次出土的远古文物中，均有砭石发现，各种形状的砭石用于针刺放血、排脓等。此时也出现了采用动物的角，进行类似今日的拔罐疗法之“角法”。这些属于最早的手术器械，至此可谓外科治疗的起源。从某种意义上讲，医学起源于外科，外科治疗起源于外治法。

外治法在中医史的概念包括止血法、按摩法、热熨法等。在中医药学中，疡科的外治法与外治药都具有极其丰富的内容，其临床效果也是肯定的。中医外治起源很早，《礼记》记载“头有疮则沐，身有疡则浴”。《素问·至真要大论》记载“内者内治，外者外治”。《太平圣惠方》记载熏洗疗法：“发背……肿赤热而疼痛，或已溃，或未溃，毒气结聚，当用药煮汤淋溻疮上，散其热毒……”

疡科是研究诊疗一些以外症为主的疾病的医学。所谓外症，即指疾病在人体体表的证候。外症大都需要给予局部处理，因而外治就成为疡科的重要治疗方法。不过外症并不是在人体肌表孤立存在的证候。明·申斗垣曾说：“外科者外之一字，言疮虽生于肌肤之外，而其根本原集于脏腑之内”。可见，在诊断上要结合人的整体来认识外症，同时在治疗上也要从整体来理解外治法与外治药。实际疡科不仅对内症与外症同样重视，并把两者联系起来进行辨证，而且内治与外治也是用统一的理论指导临床。而从治法上说，外治又不同于内治，它是在中医药学中自成体系的知识，故在研讨疡科外治法与外治药时，不能离开中医药学体系孤立地看待。有学者将目前临床上用于治疗疮疡的外用药分为以下几类（见下表）：

疮疡外用药分类

类别	药物
清热消肿类	大黄、黄柏、虎杖、冰片、木芙蓉叶、紫草、儿茶、冰片、白及等
敛口收湿类	炉甘石、珍珠粉、煅石膏、煅龙骨、赤石脂、象皮、白芷等
活血散瘀类	乳香、没药、血竭、当归、丹参、川芎等
温补生肌类	黄芪、肉桂、鹿茸、人参等
提脓化腐类	朱砂、轻粉、雄黄、砒石、枯矾、红粉等

疡科外治法给药和内治法给药的不同之处，不仅是投药的途径和药物对整个机体作用机制的不同，更主要的还在于外治药在机体体表的局部作用。局部用药可以被吸收而作用于全身，或药物自局部吸收引致机体内部调整变化。对外症来说，药物的局部作用仍然是最主要的。因此，疡科外治虽和内治一样在统一的理论与治疗原则指导下立法、处方和选药，却又有不同于内治的特殊性。可归纳为如下几个方面。

（1）辨证用药　疮疡是疾病在体表的表现，因而外症也自有其辨证的要点。历代医家对某些病症的命名虽然不尽相同，对其症、癥的描述也有详略之异，但是辨证的总的原则却是一致的，这就是说必须结合整体情况，要以阴阳为总纲，结合病因和病机，辨别病变部位（如病损所属的经络走行，病变的深浅等）、病形、颜色、分泌物的性质、自觉症状与病程等，根据这些辨证要点再作出诊断并予以立法、处方与用药。

（2）疡科外治的治疗原则　在这方面，除手术疗法外，用药物外治也和临床各科一样，总的说来不外是正治、反治、从治和急则治其标、缓则治其本等。但在临床具体应用这些原则时，还要按照病因、病机和外症的特点来立法，如行气、和血、活血、化瘀、通经、透肉、祛风、燥湿、逐寒、清热、散结、软坚、解毒、提毒、拔毒、追脓、去腐、蚀肉、发疱、生肌、合皮、润肤、敛疮、护创、除垢、杀虫、止痒、止血之类。但是由于外症的特点，立法时除考虑方药外还要考虑将要选用药物的剂型。这也和内治要选择丸散膏丹等剂型的用意是一样的。

（3）疡科外治的处方与药物配伍　一般来说，除单味药外，疡科外治药的组成在其结构上也有君、臣、佐、使，和内治处方一样。如“发背、流注第一药”冲和仙膏（黄云膏），用“能破气，逐血，消肿”之紫荆皮为君，以赤芍活血而配以白芷行气为臣，又用独活行表动血宣毒兼除风湿之痹，且合菖蒲宣气通窍以消坚肿而为佐，随症用酒、蜜、葱汤、姜汁等调药为使，故此敷贴平剂能使气和血畅而收解毒、消肿、止痛之功。从这个方例可以看出疡科外治处方的组织结构与药物配伍的概貌。不过外治药的治疗既然主要是在机体体表的局部作用，所以它又有不同于内治的特点。

外治方剂的组成，也是按照君、臣、佐、使的配伍方法，安排药物的主、次关系。但在外用方剂中，不是要求每个方剂都要具备君、臣、佐、使四组药物。根据辨证和立法的具体要求，可以由包括君药在内的任何三组药物组成或任何两组药物组成。外治方剂中的君药当然是重要的，它主宰方剂的全局。臣药辅助君药也比较重要。但是在外治方剂中的佐药，也是不可忽视的，在某种情况下具有特殊的意义。因为许多外用药，都有一定的毒性，有的毒性很大，常须佐药监制其毒性。

关于药物配伍的相畏、相反的禁忌与剧毒峻猛药的使用，疡科外治药与内服药相较有着明显的差别。如硇砂畏一切酸浆水，而《证治准绳》（疡医卷）卷之二所载之雄黄散，以雄黄、硇砂、苍耳草（烧灰）上为末，醋调数次，治疗疔疮。虽然外治方中碱与醋同用者非常少见，但这个方例中用醋调药却可减缓硇砂腐肉之力。又如硫黄畏荞麦，而真君妙贴散却两药同用。又水银畏黑铅、砒石，而砒霜散中不仅砒石与轻粉同用，而且又配以硫黄、密陀僧以治癣。实际疡科外治方中常用汞与黑铅或硫黄同炒，“结砂”之后再乳研入药。这些方例都说明外治处方对相畏药的使用非但不若内治之严格，且时常为了治疗或制药的目的有意选用相畏药物同用。

至于相反药及剧毒峻猛药，在内治方中的使用均极审慎，但外治方剂却大不相同。而且诸多外科大症、恶病需要使用峻猛、剧毒之品才有效验，外科常用的提脓去腐药、腐蚀药、平胬药等，都含汞、砒等有毒药物，这一点也正是中医外科药治的长处。如生乌头、生半夏既是剧毒药，又是相反药，在三生散中却合用而且重用。甚至在某些方剂中还有意地使用反药，如《外科大成》卷四所载治癣之法："至于敷抹之药，如芍药、藜芦，或草乌、白及，或甘草、芫花，每用一反，加轻粉、儿茶酒调，搽之如扫。"至于峻猛剧毒药如砒、汞等外用，虽亦必须防止吸收中毒，但亦不似内服之严格限制。因此，清·吴尚先评价外治法说："治在外则无禁制、无窒碍、无牵掣、无黏滞。世有博通之医，当于此见其才。"徐大椿也将外治法视为疮疡的基本治法，曰："疡科之法，全在外治，其手法必有传授。凡辨形察色，以知吉凶，及先后施治，皆有成法。"

外治方中药物配伍之佐使，与内治方药相比较，有其相同处，亦有其不同处。因为外治方药配伍之佐使不单要从药性方面来考虑其协同与拮抗作用，而且还要考虑药效以外的物理的或化学的性能。

从药性来说，如赤芍活血、大黄破瘀，若配以白芷行气则功效更著，如冲和仙膏用白芷配赤芍，又如《外科启玄》卷之十二所载的护痔药方黄蜡拈，以黄蜡、松香和铜绿、轻粉等制为药捻，其中黄蜡、松香不仅用作赋形剂，实亦取其甘缓黏滞不易速溶之性，以缓铜绿、轻粉等峻猛之性。

从药物的物理性能来说，如用矿物药、介类药，或其他疏利松散的植物药制成药锭、药捻时，宜用山慈菇、白及、面糊、米糊等和剂，因用这类黏腻药物易使药剂成形。相反，如用白及、白蔹等黏腻药物作围敷药时，则又宜配金石药或介类药以缓其干燥时绷急之性。如《证治准绳》（疡医卷）卷之一所载天花青露散用老龙骨、芒硝（朴硝），消肿散用蛤粉、寒水石、花蕊石以解大黄、小赤豆、山药黏腻之性等。

从药物的化学性能来说，如草木灰淋汁本具碱性，浓缩后碱性加强，若更配以熟石灰则又改变其化学结构，生成氢氧化钾与碳酸钙，遂具更强碱性。如上述《证治准绳》(疡医卷) 所载之雄黄散，方用雄黄、硇砂、苍耳草灰治疗疔疮，其中苍耳草灰本具碱性，硇砂更为碱性腐蚀药，用醋调诸药末，改变硇砂与苍耳草灰之化学性质而免除烂肉之患，继则用清解疔毒之菊花外敷，故能收疮毒内消之功。

方中药物配伍的剂量，疡科外治确与各科内治有着某些相同之处。例如内治用黄芪，补中益气汤原方不过用八分（约2.5g)，但补阳还五汤则可用至四两（约120g)。这是因为前者用黄芪调拨气机，以调为补，所以用量极轻，而后者则取气能帅血，以补为通，故用量极重。又如小承气汤、厚朴三物汤、厚朴大黄汤，则又系改变大黄、枳实、厚朴三药之配伍剂量而用于不同病症之著名方剂。疡科外治方也有相似的情形。如冰片，用其通络透肉时则用量极轻，《外科大成》卷一所载“生肌类方”生肌定痛散中冰片用量仅占全方九十分之一，而《证治准绳》(幼科卷) 卷之九所载之胜雪膏用之散郁热火毒而止痛，则冰片用量占全方之半。通过这样的方例，可以看出外治方药物配伍剂量之妙。

外治药的剂型选择在疡科外治法中是个重要问题。较之内治用汤剂治大病，散剂治急病，丸剂治缓病，以及药物之宜为散，或宜煎膏，或宜入汤者尚有不同。由于外症的特点以及外用药在局部的作用，临床在考虑外治处方时就要求重视选择适当的剂型，否则不但不易达到治疗目的，相反还可能引起不利的副作用。例如以酒作溶剂的药物，由于酒涂擦在皮肤上容易挥发，溶于酒内的药物便不易起到深达的作用。又如砒石可以溶于油脂中，所以在使用含砒石的油液或油蜡膏时便须注意药物对皮肤的腐蚀以及吸收中毒等问题。更如湿烂创面（糜烂或溃疡）宜用油液调制之糊状药剂作局部治疗。如用花椒油调龟板散治疗湿疹的脓疱疮则有化腐生肌、清洁疮面、减少渗出等作用。但如使用油蜡膏或用其调制同样药粉则往往不能收到上述效果，而且常因创面渗出物的滞留刺激患部周围皮肤使浸淫加重。因此，在考虑外治处方时必须注意选择适当的剂型。再有，由于外症、外治药本身以及各种剂型所具有的特点，也要求临床注意剂型的选择。例如使用药捻治疗慢性窦道，这本是一种较好的方法。但是窦道较深则纸捻不易送至窦道底部，用糊捻便较易插入。又如插药捻后引流不畅，而窦道口又靠近不便于按压的部位，则糊捻又不如纸捻或夹心药捻方便。可是纸捻或夹心药捻往往较粗，又不宜施用于较细的窦道。此外，窦道口在上，脓腔在下，既不便引流，而且药捻中含有不能溶解吸收的药物又时常沉积于管腔的底部，也造成不利于愈合的条件。至于复杂窦道有多数分枝，使药捻不能插入分枝部位，同时也为了防止药物反应或吸收中毒等问题，也不宜多插，这就要求选择更妥善的药剂，甚至要改用其他外治法。总之，临床必须针对外症的具体情况，药物本身的特性和各种剂型的特点来选择适当的剂型。对于患者来说，外治到底不同于内治。内服药物虽也可因汗、下等而有一时不便，但总不似外治药之终日附着于体表。尤其慢性疾患、长期用药，会给患者的生活、工作都带来许多不便。比如皮肤浸润肥厚、革化、皲裂等损害，通常使用油膏治疗。但这类药物不只油污衣服，且病患在手脚等部位涂药后不便于日常活动与工作。又如水煎生药洗渍（包括熏洗、坐浴、溻渍）治疗皮肤或皮下组织的急性炎症为疗效较好的剂型，但每日数次、每次又需持续若干时间，同时还要有适当的处所及炉火等设备，这也必然给患者带来许多不便。再有颜色不雅、带有臭味的药物也不易被患者所接受，往往因之不能坚持治疗，甚至不愿接受治疗。因此，在制订外治处方时不但要注意外治的具体情况、药物与剂型的特点，而且必须认真地从方便患者着想，使患者乐于接受治疗。这就要求在临床时不但要仔细地选择药物剂型，而且还要考虑如何进一步改革剂型。

中医药学中曾积累了很多的疮疡外治药的制备经验，并创制了丰富的药物剂型。不过古代医家对药剂的命名并不是完全从药剂学的角度来考虑的。

在习惯上时常联系到药剂在临床使用时的形态、制备方法、给药途径、生药学的、生物学的、物理的或化学的性质、基质与赋形剂以及药效等各个方面因素加以命名，但缺乏一个作为药剂分型的明确标准。因而疡科外治药有关剂型名称的含意往往是含混的。例如《证治准绳》（疡医卷）卷之一和卷之六所载之冲和仙膏与清凉膏同称为“膏”，但前者实为散剂用葱汤、酒等液体调成泥糊状供临床使用，而后者却系水包油之乳剂。再如《外科正宗》之蟾酥丸，制为小球状时称“丸”，制为小圆饼或药捻时则又称为蟾酥饼或蟾酥捻（条）。从这几个例子中不难看出疡科外治方剂在剂型名称的使用上是较杂乱的。

考虑到疡科外治方剂中有些剂型与现代药学中的某些剂型是相同的，有些是相似的，但很多都是独具的剂型。在这种情况下，既不适合完全勉强套用现代药学的剂型分类方法，又尚未找到其他现成的经验。按药物结聚状态、给药途径及按其分散系统等原则来看，各种分类方法都有其各自的优缺点，实际三者常是相互关联的，从便利临床角度考虑，可以以药剂在临床使用时的形态作为依据，分为散剂、粗末剂、泥糊剂、混悬剂、水溶液剂、酒剂、醋剂、油剂、乳剂、植物液汁剂、动物液汁剂、膏剂、胶液剂、丸剂、栓剂、药捻、药饼、药锭剂、线剂、棉剂、法纸、烤炙药条、烟熏剂等。

对于外用药物的使用，除了药物的选择，还要考虑到根据不同的病损，正确地选用药物剂型，若剂型选择不当同样会延误病情。其他如外用药物的配制过程和技术操作，也有一定的要求。此外，用药的方法、药物的厚薄、服药的时间及包扎方法等，都会直接影响外用药的疗效。

4.结语

外治法在中医外科中占有极其重要的位置，这与外科病症都具有局部形症有关。外科之所以不同于其他科目，除其他特点外，重视和强调外治法是主要原因。中医学临床各科均有外治之法，并且和内治法一样具有极其丰富的内容。从治疗效果来看，也可以说两者互有短长。尤其疡科各症，有的单纯服药内治不能迅速充分地达到治疗目的，而用药物外治，由于药物直接作用于病损局部，可以即时发挥药效，达到治疗目的，所以疡科尤重外治。

中药外治法源远流长，善用者效如桴鼓，其特点包括：直达病所，效专力宏；多途给药，方法多样；奏效迅速，操作简便；安全稳妥，毒害性小。

由于药源性疾病的日益增多，中药和非药物疗法已经受到国内外医学界的重视。国际上提倡的“自然疗法”就包含了运用天然药物治疗疾病的各种方法，我国的中医中药外治法尤为引人注目。中医外治法是中医学的一个重要组成部分。几千年来，它与中医学同步发展，方兴未艾。外治法是治疗中医外科疾病的主要疗法，也是提高临床疗效的关键所在，但一直缺乏系统规范的深入研究，在一定程度上影响了其临床推广应用及临床疗效的提高。

近年来，中医临床学科通过不断建设和发展，学科划分越来越细，疮疡学科迎来了前所未有的发展契机。国家中医药管理局中医药重点学科建设专家委员会颁布的《中医药学科建设规划指导目录（暂行)》已将中医外科学二级学科再划分为中医皮肤病学、中医肛肠病学、中医疮疡病学等三级学科。此外，国家的相关部门也在推动中医科技化、规范化，通过国家科技支撑项目进行各项中医常用外治技术操作规范化研究，形成了穴位贴敷、刮痧、熏洗疗法、药线（捻）疗法等多项外治技术操作规范，极大地促进了中医外治法在临床的应用和发展。

中医疮疡病学是以中医药理论为指导，研究疮疡类疾病的发生发展、证治规律及预防保健的一门临床学科，疮疡历来是中医外科研究的主要对象，2000多年来逐渐形成的疮疡理论，奠定了中医外科学的理论基础，运用“有诸内，必形诸外”“治外必本诸内”的人体内外统一思想去认识疾病的发生发展和演变规律，应用全身治疗和局部治疗相结合的方法来防治疮疡类疾病。疮疡的外治有着丰富多彩的内容，它比起现代西医对于疮疡的外治法来要丰富得多。随着现代科学技术的发展，中医外治法已从传统医学向分支医学起步，并在理法方药器械等方面达到了比较完善的地步，与内治法相比已成为不可或缺的治疗手段和学科。历代医家在临床应用中创造了丰富的外用中药剂型，有的至今仍在使用。对外治中药方剂进行系统研究，对丰富疮疡外治法理论和保障临床合理用药有重要意义。

（李璐瑒）

中药篇

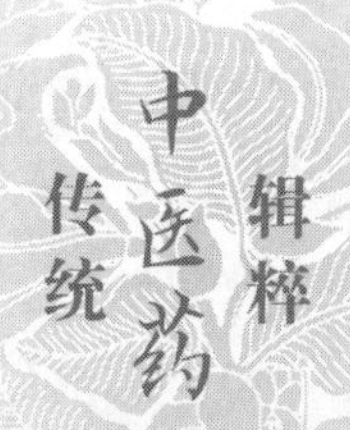

药房里的中药

中药是中华民族传统药物的总称，有着数千年的发展历史，为中华民族的繁衍昌盛发挥了重要作用。中药包括植物药、动物药和矿物药，其中植物药占绝大多数，使用普遍，所以自古相沿把中药称为“草药”或“中草药”，把药学称为“本草学”。几千年来，中药一直用于防治疾病，人们日渐积累了宝贵的用药知识，并形成了一整套中药理论体系。

实际上，“中药”是一个广义的概念，可以分为中药材、中药饮片、中成药等不同种类。像农副产品一样在特定市场上交易的叫作中药材，通常是指从原产地采集而来，没有经过太多加工的中药。药房里用的中药叫作中药饮片，人们常说的“抓药”叫作饮片调剂。中药饮片是经过加工炮制后，可直接用于中医临床的中药，也就是我们常说的用于“熬药”的中药。

1. 古人是怎么发现中药能治病的?

从远古时期到秦皇朝建立，人们通过生产、生活和医疗实践逐步发现、认识和使用药物，从感性的经验过渡到理性的认识，从最初的口耳相传到形成文字记载，这是中药的起源阶段，也是中药学的萌芽时期。

原始社会生产力低下，人类依靠采食植物和渔猎维持生活。在寻找食物的过程中，有时候难免误食有害的“食物”以致产生呕吐、腹泻等反应，甚至中毒，也有时候偶然会吃了某些能治病的“食物”，而使原有的腹痛、头痛、胃痛、便秘等病痛得到缓解。通过长期实践经验的积累，人们逐渐对这些“食物”的药效或毒性有了一定的了解，并在觅食过程中有意识地辨别、选择，一方面避免中毒，另一方面用来解除某些病证，于是中药就因此而产生。有关神农“尝百草之滋味，一日而遇七十毒”的传说，生动而形象地反映了人们认识药物的过程。古人通过反复积累，从无意识的偶然发现，到有意识的试验、观察、总结，逐步形成了最初的药物知识。

药物的发现与寻找食物有关，随着后来饮食方式的改进，如火的应用，烹调术的进步，酒、醋的发现，催生了早期药物加工、应用技术，出现炮炙、配伍和汤剂、丸剂、酒剂等。因此，“药食同源”是对中药起源的概括，直到今天，药房里用的中药有很多都是我们日常生活中常见的食物，如山楂、百合、花椒、赤小豆、白扁豆、山药、麦芽、谷芽、稻芽、莲子、薏苡仁、芡实、枸杞子、桑椹、桔梗、淡豆豉、鱼腥草、黑芝麻等。

药物知识的流传，最初仅靠口耳相授。从原始社会进入奴隶社会以后，开始有了早期文字——甲骨文、金文。最早的中药文字记载见于金文，将中药称为“治病草”，可见最初的中药是以植物类居多。先秦时期药物知识的积累和流传，为本草的出现和中药学的形成创造了条件。

2.为何中药能够治病?

按照传统中医药理论的解释，中药治病的原理可以概括为“取象比类”四个字，就是我们现在常说的“联想”。举例来说，矿物药石膏为白色或无色的透明晶体，最早人们看到石膏的外形和冰很相似，于是联想到它能够像冰一样清热止渴，经过一代一代人用很长时间验证，发现石膏真的有这样的作用，于是就记载流传了下来。

再比如，中药沙苑子、女贞子的颜色是黑色，形状像人体的肾脏，所以联想到它具有补肾的功效，继而还联想到所有黑色的中药都有补肾的功效，如桑椹、黑芝麻等，这些后来慢慢都得到了验证并流传了下来。

3.中药的分类

一般来说，中药包括植物药、动物药、矿物药三种，其中以植物药种类最多，所以自古常以“本草”作为中药的代名词。此外，中药当中还有一些名贵品种、冷备品种、特殊品种等，举例如下。

植物药举例：甘草、山楂、苦杏仁、桃仁、陈皮、蒲公英、薄荷、菊花、大枣、冬瓜子、冬瓜皮、月季花、玫瑰花、生姜、干姜、石榴皮、黑芝麻、桑椹。

动物药举例：蝉蜕、龟甲、鳖甲、阿胶、僵蚕、鹿茸、蜈蚣、地龙（蚯蚓）、土鳖虫、全蝎。

矿物药举例：石膏、牡蛎、赭石、伏龙肝（灶心土）、琥珀。

名贵中药举例：野山参、冬虫夏草、麝香、西红花。

特殊中药举例：血余炭（人头发的炭化物）、熊胆（健康熊的胆汁）、牛黄（牛的干燥胆结石）、马宝（病马胃肠道中所生结石）、蟾酥（蟾蜍表皮腺体的干燥分泌物）、五倍子（漆树科植物盐肤木、青麸杨或红麸杨叶上的虫瘿，主要由五倍子蚜寄生而形成）、天竺黄（禾本科植物青皮竹或华思劳竹等因被寄生的天竺黄蜂咬洞后，而于竹节间贮积的伤流液，经干涸凝结而成的块状物）、鸡内金（家鸡的干燥砂囊内壁，即鸡肫内壁）。

4.药房里如何抓药

饮片的调剂设施主要包括饮片“斗架”、调剂台、计量用具（戥子）、临方炮制用具等，每个“斗架”装数十个“药斗”，一般按“横七竖八”或“横八竖七”排列，每个“药斗”中又分成2～3个小格子，每个小格子装一种饮片。

目前一般的中药房里常用的中药饮片至少有300多种，大医院的中药房常备的饮片种类能达到800～900种。面对这么多种饮片，抓药的师傅们如何把每种都精准迅速地抓出来，分成一包一包地交给患者呢？原来，“斗架”当中饮片的排列顺序是有一定规律的，称为“斗谱”，通过每天反复地抓药，师傅们对这么多种饮片的排列顺序早已经烂熟于心。北京的调剂行业流传着一句话：“一天不出门儿，通县打来回儿”，意思是说抓药的师傅们整天都在中药房里各个药斗之间走来走去抓药，所行走的距离相当于从北京城到通州走个来回。

（胡欣燕）

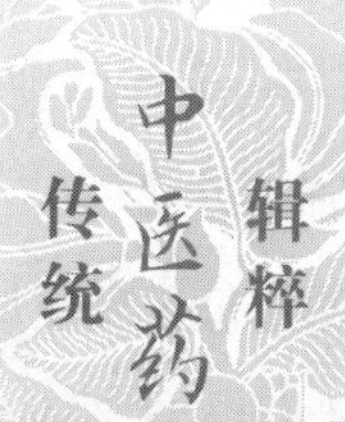

服用汤药有讲究

汤药是临床应用中药最常采用的剂型，临床用药剂量和服法是否得当，是能否确保用药安全、有效的重要因素之一。临床上主要依据所用药物的性质、临床运用的需要以及患者的具体情况来确定中药的具体用量用法。

1.服药温度

① 温服　一般汤剂均宜温服，特别是一些对胃肠道有刺激性的药物，如瓜蒌子、乳香等，温服和胃益脾，减轻对胃肠道刺激。

② 冷服　呕吐患者或中毒患者服药均宜冷服。热证用寒药亦可冷服；真寒假热，宜热药冷服。

③ 热服　解表药、寒证用药均宜热服，以助药力；真热假寒，宜冷药热服。

此外，易于恶心、呕吐的患者，可在服药前先嚼一片生姜或橘皮，然后再服，以防止呕吐。

2.服药剂量

汤剂的服用量应适合病情的需要。为了保证煎药质量，除加水量、煎煮火候及时间要严格按照规定操作外，对汤剂的服用量也有相应的规定。

成人服用量一般每次约150ml，每日2次。儿童服用量一般每次75ml，每日2次。婴儿酌减。应注意的是，小儿服药，宜浓缩体积，以少量多次为佳，不要急速灌服，以免咳呛；对病情危重者，应遵照医嘱服药。

3.服药时间及次数

关于汤药的服药时间，各医家多有不同论述，汇总来说，一般要根据病情和药性两方面而定。包括但不拘于以下要点：滋补药宜在饭后服下，使之同食物中营养成分一并吸收，以利身体康复；慢性病必须服药定时，使体内保持一定的血液浓度；解表药煎后应趁热服下，覆盖衣被，令其微汗，促使汗解，表解即可停药；对胃肠有刺激性的药，应在饭后立即服下，以减轻对胃肠刺激；驱虫、攻下药最好是空腹服，空腹服药力集中，起效快；安神药应在临睡前服；治疟药应在疟疾发作前2～3小时服，使之达到截疟目的；特殊方剂应遵医嘱服用。

一剂中药，一天通常服3次。病缓可服2次；而病重病危时可隔4小时左右服药1次，昼夜不停，使药力持续，利于顿挫病势。在应用发汗、泻下等药时，若药力较强，要注意病者个体差异，一般以得汗、泻下为度，适可而止，不必尽剂，以免汗下太过，损伤正气。

4.服药饮食禁忌

服药时一般宜少食豆类、肉类、生冷及其他不易消化的食物，以免增加患者的消化负担影响患者恢复健康。

热性疾病，应禁用或少食酒类、辛辣味、鱼类、肉类等食物。因酒类、辛辣味食物性热；鱼类、肉类食物厚腻易生热生痰，食后助长病邪，使病情加重。

服解表、透疹药时，宜少食生冷及酸味食物。因冷物、酸味均有收敛作用，有碍于药物的解表、透疹作用。

服温补药时，应少饮茶，少食萝卜。因茶叶、萝卜的凉性及下气作用能降低药物温补脾胃的功效。

5.如何减轻中药的苦味

首先，不少人在服用中药时喜欢放点糖，以减轻药物的苦味或怪味。然而，这种做法是欠妥的，服用中药时切不要乱加糖作为调味。食用蔗糖有一定的禁忌范围，比如凡是舌苔厚腻者，或腹胀中满、湿热内阻的人不宜吃蔗糖，如果在服用化湿理气的中药时加糖，反而会对疾病雪上加霜。还有一些寒性中药也不适合加糖，糖属温性，会降低中药的疗效。

其实，想要中药不苦，有另外的方法。有研究表明，口服温度在36.2℃左右的汤药，其苦味就会减轻。所以在服用汤药的时候，最好将熬好的中药放在一边静置几分钟，等到药液温度降至温热、不烫嘴的时候饮用，因为这个时候苦味最轻，也更容易下口。

此外，选择合适的时间。在一天中有几个时间段人体的新陈代谢最为旺盛，分别是早上8～10点和下午2～3点。在这两个时间段服药，因为中药的苦味而导致刺激反应会大大降低。此外，吃完饭后喝中药也能有效避免反胃、恶心。如无特殊要求，大多数中药在饭后服用，可降低苦味。

岭南地区的人们还有一种习俗，喝完汤药后吃上一颗加应子，可以冲淡服药后口中的苦味。岭南人还有煲凉茶的习惯，凉茶多由清热泻火药组成，而清热药大多是苦味的，为了减轻苦味，改善口感，对凉茶的组方配伍都很有讲究，既要达到祛火清热的功效，又要使味道令大多数人可以接受。有时凉茶铺也会附送一颗果丹皮、山楂片之类的，用以减轻苦味。

（胡欣燕）

剂量为中医不传之秘

中药用量，就是中药在临床上应用时的分量。一般包括重量（如若干两、若干钱）、数量（如几只、几片）、容量（如若干汤匙、若干毫升）等，它们都是常写于医生处方上希望药房配付的药量。中药的剂量体现了医家遣方的智慧，因此，自古就有“中医不传之秘在剂量”之说。

中药的用量直接影响疗效。如果应该用大剂量来治疗的，反而用小量药物，可能因药量太小，效力不够，不能及早痊愈，以致延误病情；或者应该用小剂量来治疗的，反而用大量药物，可能因用药过量，以致克伐人体正气，都将给疾病的治疗带来不利后果。此外，一张通过配伍组成的处方，如果将其中某些药物的用量变更以后，它的功效和适应范围也就随着有所不同。由于这些原因，所以对待中草药的用量，应该有严谨而细致的态度。一般说来，在使用药物、确定剂量的时候，应该从下列几个方面来考虑。

① 药物的性质与剂量的关系　在使用剧毒药物的时候，用量宜小，并以少量开始，视症情变化，再考虑逐渐增加；一旦病势已减，应逐渐减少或立即停服，以防中毒或产生副作用。在使用一般药物的时候，对质地较轻或容易煎出的药物如花、叶之类，用量不宜过大；质重或不易煎出的药物如矿

物、贝壳之类，用量应较大；新鲜的药物因含有水分，用量可较大些，干燥的应较少些。过于苦寒的药物，多用会损伤肠胃，故剂量不宜过大，也不宜久服。

② 剂型、配伍与剂量的关系　在一般情况下，同样的药物，入汤剂比入丸、散剂用量要大一些；在复方应用时比单味药用量要小一些。

③ 年龄、体质、病情与剂量的关系　成人和体质较强实的患者，用量可适当大些；儿童及体弱患者，剂量宜酌减。又病情轻者，不宜用重剂；病情较重者，剂量可适当增加。

④ 季节变化与剂量的关系　夏季发汗解表药及辛温大热药不宜多用；冬季发汗解表药及辛温大热药可以多用；夏季苦寒降火药用量宜重，冬季苦寒降火药则用量宜轻。

中药剂量是指临床应用的分量。它主要指明了每味药的成人一日量（每味药物标明的用量，除特别注明以外，都是指干燥后生药，在汤剂中为成人一日内用量）。

中药的计量单位有：

① 重量　古方用斤、两、钱、分、厘；现代用千克（kg）、克（g）、毫克（mg）。

② 容量　古方用斛、斗、升、合、勺等表示；现代用升（L）、毫升（ml）。

③ 数量　如生姜三片、蜈蚣两条、大枣七枚、芦根一支、荷叶一角、葱白两支等。

④ 度量　古方用厚朴1尺、桂枝3寸等。

最常用的还是重量。临床处方一般用量大致如下：

① 一般药物　干燥的一钱至三钱（如麻黄、荆芥、知母等），新鲜的药物一两至二两（如鲜白茅根、鲜生地黄等）。

② 质地较轻的药物　三分至五分（如灯心草等），或一钱至一钱五分

（如白残花、薄荷叶等）。

③ 质地较重的药物　三钱至五钱（如熟地黄、何首乌等），或一两至二两（如石膏等）。

④ 其他用量　一支（如芦根）、一条（如蜈蚣、壁虎）、五枚至十枚（如大枣）、三片至五片（如生姜）、一角（即四分之一张，如荷叶）、一札（如灯心草）、数滴（如生姜汁）、十至二十毫升（如竹沥）等。

（胡欣燕）

中医药辑粹
传统

正确看待中药安全性

中药安全性与其本身的药性、辨证论治、种植、炮制、患者体质等息息相关，正确认识和充分了解中药的安全性，掌握发生毒副作用的原因、机制以及救治和预防对策，是确保用药安全可靠的前提。

1. 中药安全性的概念

中药历史悠久，应用广泛，大量研究和临床实践表明，在合理使用的情况下中药的安全性是较高的。随着药品不良反应监测制度在全国建立，中药安全性越来越受到关注。根据中药理论，中药安全性涉及的内容可以从用药禁忌（证候禁忌、配伍禁忌、妊娠禁忌、饮食禁忌、特殊人群禁忌）和毒副作用等方面论述，其中最主要的内容以中药的毒性为主，历代本草文献评价药物的安全性，往往也是将毒性作为重要指标。中药是在中医药理论指导下使用的药物，其“毒”的涵义和现代药学“毒”的涵义不尽相同。正确理解中药的“毒”与“毒性”，对全面认识中药药性和确保中药临床应用安全至关重要。

2. 中药的药性与毒性

中药学中“毒”或者“毒性”作为中药的一种性能概念在我国具有悠久的历史，所提出的一系列用药原则和方法组成了中药学科具有独特内涵的“药毒”理论，为认识中药的性质、功能、毒性等提供了理论依据。传统中药“毒”的涵义有狭义、广义之分。狭义的“毒”即指药物可以对人体造成伤害的性质。广义的“毒”主要有以下几种涵义，包括药物的总称、药物的偏性、药物的烈性及药物的毒性。随着药性理论的发展和临床经验的积累，人们在发现药物治疗作用的同时，对药物的毒性也有了初步的了解。古代和现代对毒药和毒性的概念和认识存在着较大差异，概括起来有以下几个方面。

（1）毒即药物的总称　“毒”是指“药”，即“毒”与“药”通义，指凡药均可谓之为毒药，药即毒，毒即药。

（2）毒性即药物的偏性和烈性　是药三分毒，这是对中药药性的普遍认识。传统中医药理论认为，药物治疗疾病的过程就是“以偏治偏”，所以作为药物性能之一的毒性，也是一种偏性，正是因为药物有这种偏性，没有这种“毒”就不称其为“药”了。所以中药也是有“毒”（偏性）的，只不过要正确认识这种“毒性”，而且要正确使用药物。如果是辨证用药，这种毒性就表现为治疗作用，即使是大毒的中药；如果不对证，这种毒性就会表现为真的“中毒”。

（3）毒性指药物的毒副作用　狭义的毒性，就是指药物的毒副作用言。有些有毒药物的治疗剂量与中毒剂量比较接近，因而治疗用药时安全范围小，易引起中毒反应。原始社会，人类通过生产、生活、医疗实践，已初步认识到了药物的毒性。如《素问·五常政大论》中有大毒、常毒、小毒、无毒的论述，对有毒中药毒副作用的强弱进行了区分；《神农本草经》记载：“疗寒以热药，疗热以寒药，饮食不消以吐下药，鬼疰蛊毒以毒药……各随其所宜。”可见，《神农本草经》已开始注重将毒药用于治病，取“以毒攻毒”之意。

3. 中药中毒的原因和途径

随着科学技术的发展，人们对毒性中药的概念认识逐步加深。了解中药中毒的原因、途径，有利于诊断中毒的原因，从而采取合理有效的治疗手方法抢救中毒患者和预防中药中毒。

引起中药中毒的原因多种多样，概括为对药物毒性认识不足，服用过量或长期用药，误食误用，药物未经炮制或炮制不当，配伍不当，药不对证，制剂、服法不当，煎煮不妥，轻信或迷信单方、验方、秘方，盲目滥用，体质因素，乳母用药，外用中药使用不当等方面。此外，药有寒热温凉，病有寒热虚实，若辨证失误，也会致用药不当而引起中毒。中药中毒按服用方法不同，可分为经消化道、呼吸道、皮肤黏膜、血液中毒四种途径。掌握药物毒性及中毒的原因、途径，对安全指导临床用药十分重要。

4. 有中毒报道的中药品种分析

近代以来，出现了大量中药中毒报告，仅单味药引起中毒就达上百种之多，植物药占绝大多数，亦不乏动物药、矿物药。

植物药中，有临床不常用的品种，如狼毒、巴豆、瓜蒂、马钱子、夹竹桃等，也包括附子、槟榔、半夏、牵牛子、山豆根、艾叶、白附子、杏仁、桃仁等临床比较常用的品种，中毒原因与用量和炮制有很大关系，很多有毒的植物药必须经过适当的炮制才能减低毒性，保障临床用药安全。临床医生的诊断辨证和用药经验也尤为重要，例如对附子的使用。

在动物药中，斑蝥等虫类中药由于有特殊的功效，且药力峻猛，所以常用于治疗一些疑难怪病或恶性肿瘤等。虫类药多数有毒，在《神农本草经》中被列入中、下品，且不宜久服。虫类药导致的不良反应，以荨麻疹、湿疹样皮炎、猩红热样皮疹、固定型药疹、剥脱性皮炎、多形性红斑样皮疹和过敏性休克等较为常见，外用时也可出现变态反应，常可导致局部皮肤潮红灼热，出现水疱和溃疡，少数患者可引起严重的中毒反应。

而在矿物药当中，引起中毒的矿物药多为含汞、砷成分的品种，含汞的中药如朱砂、水银、轻粉、红粉等，含砷的中药包括砒霜、信石、白砒、红砒等，含这两类矿物药成分的中成药也有不少中毒报道，与临床合理用药关系密切。

5.易造成肝肾损害的中药品种分析

中药的肝肾毒性是客观存在的，近年来随着中草药在全球的广泛应用及药品不良反应监测体系的不断完善，肝肾损伤的报道有所增加。肝肾功能不全者应尤其避免使用该类药物以及含有这些成分的中成药，如因病情所需一定要使用的，应减少药物剂量，缩短使用时间，并采取相应保护措施。临床在使用有毒中药时应做到“中病即止”，如有需要可间断服用。

目前已知可致肝肾损害的中药超过百种，有些品种集中报道较多，有些报道尚待进一步证实。一般可以将导致肝肾损害的中药按植物、矿物、动物分类，很多中药既有肝毒性也有肾毒性，如雷公藤、苦楝皮、苍耳子、天花粉、斑蝥、蛇胆等。可致肾损害植物药又可依所含化学成分，分为生物碱类（雷公藤、附子、川乌、草乌、益母草、北豆根、麻黄）、马兜铃酸类[关木通（已禁用）、广防己、寻骨风、青木香（已禁用）、细辛、朱砂莲]、蛋白类（巴豆、苍耳子、相思子）、含挥发油类（土荆芥）和含皂苷类（土牛膝）。

6.理性看待中药毒性和肝肾损伤

由上述举例可以看出，有中毒报道的中药大多药性峻猛，并且在《中国药典》等药品标准中都已标明有毒，其中有些标明“小毒”的品种，临床比较常用，超量使用亦不鲜见，而对于标明“大毒”类中药，医师临床应用时，往往用来治疗疑难杂症或久治不愈的疾病，以奏“立起沉疴”之效。和其他中药一样，毒性中药也是“有病病受，无病身受”，因此有毒药物使用得当，是会收到“有故无殒”的效果，也提示在评价中药安全性时，要充分考虑到机体状态或疾病状态的变化。

而关于中药的肝肾毒性，之所以出现越来越多的药源性肝肾损害，可能与药物基源、栽培方式、炮制辅料以及不合理用药都有关系。这类肝肾毒性品种在临床使用过程中，应当避免用于肝肾功能不全的患者，不得已用药时要权衡治疗效果和用药风险，并严密监测肝肾功能，在用药剂量和疗程上要求更精准。中药诱发肝损伤的主要机制包括直接毒性、变态反应、药物加工不当、药物使用延长、推荐剂量超标、民间处方。对既往出现中药相关肝损伤患者应避免再次使用与导致肝损伤中药有相同或相似化学成分的其他中药。

近年来，医学院校将中药药物警戒思想加入到中药安全用药导论的课程中，医疗机构的药学服务也围绕含毒性和肝肾损伤成分的中成药进行风险防范和控制，将重点品种归类并找出药学服务的安全性监护点，为处方前置审核系统数据库提供数据支持，并为药学查房、门诊药物咨询、患者用药教育等药学服务提供参考。

7. 通过建立高警示中药品种目录客观评价中药安全性

关于中药安全性的评价，除了上述有明确毒性、肝肾损伤和不良反应报道的品种以外，还应从中药药性出发，考虑到药性、一般用量、炮制规格、商品等级以及基源等中药相关属性。对中药毒性应该做到客观认识，才能够有效监管，建立和完善高警示中药品种目录目的亦在于此。因此，中药安全性的相关内容不仅限于上述中药毒性、肝肾损伤、不良反应等，还要从中医和中药整体出发，并结合现代药理、毒理、药效学、安全性等实验研究思路，才能客观全面地认知和评价中药的安全性。

此外，药品标准的制定也是影响中药安全性的重要因素，历版《中国药典》对此都非常重视，现行2020年版《中国药典》以中医临床为导向构建中药质量控制技术体系，有效控制内源性有毒成分对中药安全性产生的影响，重点解决符合中药特点的肝肾毒性预测及评价方法，制定中药安全用药检验标准及指导原则。

高警示类的中药不仅局限于历代本草文献或《中国药典》中收载的有毒品种，还应从肝肾损伤、基源争议、价格以及药性等中药本身的特点考虑，涉及多方面因素。中药“有毒”与“无毒”是相对而言的。“无毒”的药物一般性质平和、偏性较小、毒副作用少。现代药学认为，“有毒”药物治疗剂量范围小，安全性低。用药剂量超过常用治疗剂量范围即可对机体产生损害性作用，甚或导致死亡事件发生。“无毒”药物药性较平和，常用治疗剂量范围较大，安全性高。一般对机体无明显损害性作用，而大剂量应用也可能对机体造成伤害。

另一方面，历代本草对某些药物毒性的认识有很多差别，传统中药毒性标准不统一，甚至到目前尚存在《中国药典》与教材对中药毒性记载不一致的现象，且药品标准中对毒性成分含量限度规定不完善，造成中药风险管理缺乏必要的指标。中药饮片品规繁多，一些品种受到其他因素影响，容易出现临床不合理使用，这些也同样应该纳入高警示品种管理和监测。

综上所述，中药安全性涉及的内容比较繁杂，影响因素较多，关注高警示中药，除了要掌握上述已有报道的毒性品种及其中毒原因和临床表现以外，也要广泛熟悉其他中药品种的药性，并具备中药鉴定学、中药商品学、中药调剂学、中药药理学、中药毒理学等相关知识。高警示中药的关注点散布在中药使用的各个环节，因此，从安全性和合理用药角度出发，对中药进行分级管理，有利于保障中药的临床用药安全合理。

（胡欣燕）

传统中医药辑粹

中药配伍禁忌的玄机

中药的配伍情况可以总结归纳为七种情况，称为药性“七情”，包括单行、相须、相使、相畏、相杀、相恶、相反。其中相须、相使，是临床用药尽可能加以考虑的，以使药物更好地发挥疗效，一般用药“当用相须、相使者良”；相畏、相杀，是临床使用毒性药物或具有副作用药物时要加以注意的，“若有毒宜制，可用相畏、相杀者”；而相恶、相反，则是临床用药必须注意禁忌的配伍情况。“十八反”和“十九畏”便属于中药配伍中“相反”的关系，即两种药物合用，能产生或增强毒性反应或副作用，所以是中药配伍的禁忌。

1.“十八反”“十九畏”的真正含义

关于配伍禁忌的认识和发展，在历代中医药古籍中的说法并不一致。众所周知，“十八反”和“十九畏”是中药配伍的禁区，自从金元时期将其编为歌诀以来，此后的《本草纲目》《医宗金鉴》等本草书籍广为传抄，现代高校教材、中药专业书籍均将“十八反”列为中药处方的配伍禁忌，沿袭至今，并且被写进《中华人民共和国药典》，取得了法律上的地位。

但是，从宋代开始，一些医药著作中“十八反”和“十九畏”与中药配伍关系“七情”中的“相畏”“相恶”有所混淆，出现三者名称使用混乱的状况。相畏是中药七情之一，指一种药物的毒性或其他有害作用能被另一种药抑制或消除。如生半夏有毒性，可以用生姜来消除它的毒性。

“十九畏”所说的“相畏”与七情中的“相畏”含义不同，前者属于配伍禁忌，后者更多用于炮制理论；相恶也是中药七情之一，即两药合用时，一种药物能使另一种药物原有功效降低，甚至丧失。如人参恶莱菔子，因莱菔子能削弱人参的补气作用。但相恶常常指两药的某方面或某几方面的功效减弱或丧失，并非二药的各种功效全部相恶。如生姜恶黄芩，只是生姜的温肺、温胃功效与黄芩的清肺、清胃功效互相牵制而疗效降低，但生姜还能和中开胃，治不欲饮食并喜呕之证，黄芩尚可清泄少阳以除热邪。两药是否相恶，还与所治证候有关。如用人参治元气虚脱或脾肺纯虚无实之证，而伍以消积导滞的莱菔子，则人参补气效果降低；但对脾虚食积气滞之证，如单用人参益气，则不利于积滞胀满之证，单用莱菔子消积导滞，又会加重气虚。

相恶配伍虽原则上应当避免，但也有可以利用的一面。由此可以解释，为什么历代本草文献中所列相恶药物达百种以上，而临床医家并不将相恶配伍都作为配伍禁忌对待。还有些医家认为，“十九畏”并非绝对的配伍禁忌，同用时只会降低药效，而不会出现“十八反”那么严重的配伍反应，但实际上“十八反”和“十九畏”只是说法上的不同，没有哪个更严重、哪个不太严重或哪个“绝对禁忌”、哪个“相对禁忌”之分。“十八反”和“十九畏”同属中药七情中的“相反”，即两种药物合用，能产生或增强毒性反应或副作用，都属于配伍禁忌。

2.“相反”“相畏”由药性决定，与成分无关

一直以来，医家在关于“十八反”“十九畏”的研究中，都希望弄清相反的两种药缘何用在一起会出现不良反应，也有人从化学成分的角度进行解

释，类似的解释从中药的化学成分出发，貌似有一定道理，但与传统中医药理论还是有一定差别的。

“十八反”歌诀中有一句“半蒌贝蔹及攻乌”，这里的“乌”并非单指乌头一种药，应包括川乌、草乌、附子、天雄片等“乌头类药材”，现代的《中国药典》中也是这样规定的。有中医认为，歌诀中只说“攻乌”，不应该“由母及子”，将附子也“株连”在内。实际上之所以“攻乌”的“乌”包括所有“乌头类药材”，是因为无论川乌、草乌、附子，其性味、归经、功效和临床应用均相近或相同，都属于大辛大热之品，而不是因为乌头类药材都含有类似或相同的酯类生物碱。见表1。

表1 川乌、草乌、附子性味功效对比

三种中药	川乌	草乌	附子
原植物	毛茛科植物乌头（栽培）	毛茛科植物北乌头（野生）	毛茛科植物乌头
药用部位	干燥母根	干燥块根	子根加工品
性味	辛、苦，热	辛、苦，热	辛、甘，大热
功效	祛风除湿，温经止痛	祛风除湿，温经止痛	回阳救逆，补火助阳，散寒止痛

而在“十九畏”中有一对反药“丁香畏郁金”，郁金为姜科植物温郁金、姜黄、广西莪术或蓬莪术的干燥块根，这4种原植物中温郁金、广西莪术或蓬莪术的干燥根茎又是另一种中药莪术，姜黄的干燥根茎是中药姜黄，也就是说郁金原植物的根茎又是另外两种中药。见表2。从化学成分来考虑，同一种植物，块根和根茎当中肯定会含有相同的成分，如乌头类药材。如果“十八反”“十九畏”是药物间成分有冲突出现反应，那么丁香畏郁金，也应该畏姜黄和莪术，但是“十九畏”中丁香只畏郁金，与姜黄、莪术配伍并无不良反应，这是由于郁金和姜黄、莪术的性味以及功效都明显不同。

表2 郁金、姜黄、莪术性味功效对比

三种中药	郁金	姜黄	莪术
原植物	温郁金、姜黄、广西莪术或蓬莪术	姜黄	温郁金、广西莪术或蓬莪术
药用部位	干燥块根	干燥根茎	干燥根茎
性味	辛、苦，寒	辛、苦，温	辛、苦、温
功效	活血止痛，行气解瘀，清心凉血，利胆退黄	破血行气，通经止痛	行气破血，消积止痛

由这两组例子可以看出，“十八反”“十九畏”之所以成为配伍禁忌，是因为相反的药物之间在药性、药效方面有冲突之处，单从中药的化学成分来解释难以令人信服。

3. 严守禁忌，慎越雷池

“十八反、十九畏”中的一些药本风马牛不相及，因而一般不存在配伍的问题，凡通晓传统理、法、方、药的中医大夫，便不会将以上那些不相干的反药用于同一方中。另外有的中药由于本身有剧毒，无论合用还是单用均有不良反应。如砒霜、水银、硫黄、巴豆。

对“十八反”和“十九畏”歌诀，每一个学中医药的人都会背得滚瓜烂熟，深恐遣方时犯了配伍禁忌。虽然“相反”或“相畏”当中有些在同用时没有发生不良反应，历代医家也有所论及，引古方为据，证明某些药物仍然可以合用。如感应丸中巴豆与牵牛同用，甘遂半夏汤以甘草同甘遂并列，昆布散、海藻玉壶汤等均合用甘草和海藻，十香返魂丹是将丁香、郁金同用，大活络丹乌头与犀角同用等，但是现代这方面的研究工作做得不多。有些实验研究初步表明，如甘草、甘遂两种药合用，毒性的大小主要取决于甘草的用量比例，甘草的剂量若相等或大于甘遂，毒性较大。又如贝母和半夏分别与乌头配伍，未见明显增强毒性。而细辛配伍藜芦，则可导致实验动物中毒死亡。

由于对“十九畏”和“十八反”的研究尚处在初期阶段，还有待进一步深入实验和观察，因此目前应采取慎重态度。对于其中一些药物若无充分依据和应用经验，不应轻易合用。

扩展 “十八反”“十九畏”歌诀

十八反

本草明言十八反，半蒌贝蔹及攻乌。

藻戟遂芫俱战草，诸参辛芍叛藜芦。

注：“十八反”歌诀最早见于张子和的《儒门事亲》，历代医药著作中所记载的“十八反”歌诀，文同结构不尽相同，药物多少亦略有差异，但歌名则大多仍称“十八反”歌，唯南宋《宝庆本草折衷》所引《经验方》之歌称“十九反”歌。在诸多相反药歌诀中，以元代李杲所作之“十八反”歌最为流行，此后的《本草纲目》及《药鉴》等书所记略有出入。

按照中药学的分类，目前将“十八反”列述为三组相反药，分别为：乌头（川乌、附子、草乌）反半夏、瓜蒌（全瓜蒌、瓜蒌皮、瓜蒌子、天花粉）、贝母（川贝母、浙贝母）、白蔹、白及；甘草反甘遂、大戟（京大戟、红大戟）、海藻、芫花；藜芦反人参、沙参（南沙参、北沙参）、丹参、玄参、苦参、细辛、芍药（赤芍、白芍）。

十九畏

硫黄原是火中精，朴硝一见便相争。

水银莫与砒霜见，狼毒最怕密陀僧。

巴豆性烈最为上，偏与牵牛不顺情。

丁香莫与郁金见，牙硝难合京三棱。

川乌草乌不顺犀，人参最怕五灵脂。

官桂善能调冷气，若逢石脂便相欺。

大凡修合看顺逆，炮爁炙煿莫相依。

注：“十九畏”歌诀首见于明·刘纯《医经小学》，此后诸家引述，文字略有出入，而内容均相同，如下：硫黄畏朴硝，水银畏砒霜，狼毒畏密陀僧，巴豆畏牵牛，丁香畏郁金，川乌、草乌畏犀角，牙硝畏三棱，官桂畏石脂，人参畏五灵脂。

（李璐瑒）

中药与茶

饮茶是很多人的日常生活习惯，但是在服用中药期间不宜饮茶的说法很流行。那么喝中药时到底可以喝茶吗？这个问题要分几方面考量。

首先，一般建议服用中药时不要喝浓茶，如平时有喝茶习惯，可以少喝一些，而且最好在服药2～3小时后再喝。有一些中药在历代本草文献中有“服用时忌茗”的记载，这些不是全无道理的，沿用至今在一些中药学教材和《中国药典》里，土茯苓、使君子项下还有“服药时忌饮浓茶”的注意。

另一方面，茶剂也中药传统剂型之一，是指含茶叶或不含茶叶的药材或药材提取物用沸水泡服或煎服的制剂的总称。茶剂和中药汤剂一样，都属于液体中药剂型，可分为茶块、袋装茶（袋泡茶）、煎煮茶。不同的药材及不同的处方性质各异，制成茶剂的工艺亦各不相同，并非所有方剂皆可制成茶剂，临床常用的有午时茶、清热明目茶、板蓝根茶、小儿七星茶、川芎茶调散、小儿感冒茶等。自古很多医书记载有“以茶送药”的服药方法，由此可见，汤药与茶有着千丝万缕的关联，很多用于煎煮的中药也可以代茶饮，如番泻叶、菊花、野菊花、决明子、山楂、山楂叶、枸杞子、绞股蓝、玫瑰花、金银花、胖大海、甘草、陈皮、西红花。

虽然很多中药可以代茶泡饮，但也有很多中药服用时不宜饮茶，如上述使君子、土茯苓，对这类中药应尊古法，避免与茶同服。此外，很多中医药古籍著作中也记载了不少服用时不宜饮茶的中药品种，如萆薢、菝葜、威灵仙、薏苡仁、威灵仙、斑蝥、榧子等，都还是应该引起重视，尤其在服用安神药时应忌浓茶。

综上所述，服用中药时忌茶的确有此一说，但并非所有药物都需要忌茶，而且更有许多药方强调“以茶送服”或“用药后宜多饮茶”以保证药效发挥，因此临床用药与饮茶应因人、因药、因病而异。

（胡欣燕　李璐瑒）

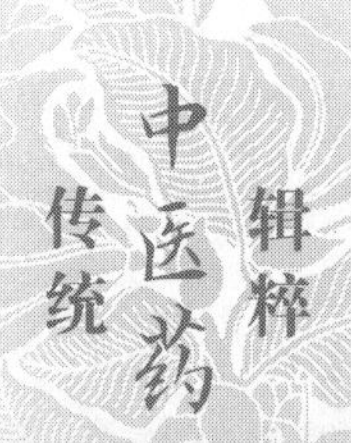

鲜者尤良——中药鲜药的临床应用

中医临床应用鲜药具有悠久的历史，但近几十年来，许多临床医生对鲜药应用经验不足，学生所学知识几乎不涉及，导致鲜药应用日渐衰落。

1. 中医应用鲜药的历史

早在秦汉时代就有鲜药临床应用的历史，两千多年来历代名医应用鲜药组方治病积累了丰富经验。随着中医药理论的逐步发展，人们认识到各种鲜药在应用上与干品相较，性味功效有的相同，有的相近，而有的差异较大，不能混而论之。于是在中药炮制理论发展的基础上，逐步形成了一味药有生熟鲜等诸多品种，它们有着不同的临床作用。鲜生地黄、鲜芦根、鲜石斛等鲜品药材所具之养阴生津功效确非干品所能及。如三黄汤、五汁饮。

历代临床应用的鲜药，根据用法大概可分为三类，其一为捣烂外用，其二为捣取或榨取自然汁内服或外用，其三为水煎煮内服。

早在古医籍帛书《五十二病方》中即记载了取薯蓣的自然汁；汉代《伤寒论》《金匮要略》中鲜药应用已多见，如生姜泻心汤等；《肘后备急方》中治疟病方记载“青蒿一握，以水二升渍，绞取汁，尽服之”，葛洪这十几个字在一千多年后成就了屠老的诺奖；《备急千金药方》曾记载孙真人用鲜蒲公英治恶刺的亲身体会，生动至极。

历代临床常用的鲜品药材有：地黄、生姜、石斛、荷叶、藕节、莲子、艾叶、侧柏叶、扁豆花、大小蓟、百部、白薇、枇杷叶、沙参、天冬、麦冬、藿香、薄荷、香薷、佩兰、白茅根、山药、葱白、马齿苋、瓜蒌、金银花、蒲公英、菖蒲、芦根、何首乌、竹叶、竹茹、地骨皮、西瓜翠衣、浮萍、佛手等。

到了20世纪20～50年代，鲜药应用又出现了一个鼎盛时期，不论南方还是北方鲜药的应用都非常广泛。可见，运用鲜药治疗多种病症是重要的中医治疗方法之一，且为历代医家所喜用，并为后代积累了宝贵的用药经验。

2.鲜药在临床应用中的特殊作用

① 寒凉性药鲜品较干品偏凉偏润：此类鲜药大多用于急症、表证及伏暑、伤暑、血热等，因此用药多取其凉热之性，以达清热润燥之效。如干姜辛热，生姜辛微温，用于感冒风寒、劳嗽、胃气虚热等症较干姜有好效果；石斛，干品味甘而微寒，鲜品味甘淡而寒。

② 辛香气药鲜品较干品味厚力峻：一般辛味药多具芳香之气，如桂枝、藿香、薄荷、青蒿，味辛性主升主散。现代中药化学研究表明，多数辛味药有效成分含挥发油，其性质一般不稳定，易分解变质或挥发散失。故此类药物干品与鲜品药理作用差别较大。

③ 药汁制备简便、收效快及其润燥性强：鲜品榨汁较煎汤速度快、疗效好，用于急症，易于迅速直达病所，对急症治疗十分重要。

另外，临床应用鲜药，取汁占多数。中药自然汁保留天然药物原有性味，质鲜纯，润燥之性远胜于干品。

3.鲜药在临床的适应证

① 外感风寒、温病及暑伤；

② 咯血、吐血、衄血等诸血证；

③ 急性菌痢腹泻；

④ 肺炎、肺痈、肺结核、百日咳、白喉、慢性支气管炎；

⑤ 腮腺炎、乳腺炎、扁桃体炎；

⑥ 创伤外科病症；

⑦ 急危重症的急救与解毒。

这里由于各病症不同及临床用药各异就不展开叙述，特别要说的是后两点，创伤外科如在野外被毒蛇咬伤，在求助无望的情况下肯定是就近取材寻找解毒之草药，古人云毒蛇出没一定范围内定有解毒药，大自然造万物也总是如此巧妙，这种情况下所用之药定是鲜品。而在急症解毒方面，鲜品更是有其他药无法相比的出色疗效，如菖蒲汁解大戟毒，防己汁解雄黄毒，防风解芫花毒，葱汁解生银毒，浮萍解硇砂毒。而在此方面应用最广当属生姜，对于半夏、乌头、百部、木薯等药物中毒的解救均有良好效果。

4.鲜药的传统临床用法

① 自然汁内服：这是鲜药最常见的用法，特别适用于急危重症及中毒的解救。自然汁内服分为两种：一是入汤；另一是直接冲服。入汤法多用于复方制剂。

② 直接入汤剂：这种用法也很普遍，适用于外感风寒、温病及暑伤、咯血、吐血、衄血等诸血证。

③ 蒸露法：露剂既可保持鲜品药物的性味功能之特性，又便于保存

备用。

④ 煎膏法：此法系用水煎煮药材后去渣，蒸发浓缩至一定稠度加蜂蜜、冰糖等调制而成，效用以滋补为主，适用于一些慢性病。

⑤ 捣烂外敷及自然汁外用：以鲜品药物捣烂外敷或取汁外用的方法，应用范围广。

除以上较常用的方式外，民间还广泛采用浸酒、灌肠、药浴、雾熏等形式，亦有较好效果。

关于鲜药的服用剂量与服法，鲜药剂量应高于干药的1倍至2、3倍；多味鲜药之方每味用量应低于单味用量；复方中鲜药大多为主药，故剂量必须用足。

（李璐瑒）

传统中医药辑粹

产地加工——保障中药质量的第一关

多数中药材采收后是鲜品，含水量高，若不及时加工处理，很容易霉烂变质，有效成分亦随之散失，严重影响药材质量及疗效。因此，除了少数药材要求鲜用外，大部分药材须在产地进行初步加工。产地加工是药材采集后生产加工的重要一环，直接影响着中药质量和临床疗效。

1. 产地加工与炮制

中药采收后，多数须经处理才能供临床调剂或制成成药，这些处理通常被笼统地称为加工或加工炮制。实际上，加工与炮制是不同的概念，在产地对药材进行的初步处理，称为加工，也叫产地加工；药房、药店、饮片厂对药材的再处理，则称为炮制。

产地加工是根据药材性质和商品销售、运输、保管的要求，在产地进行的初步加工处理，制成品是中药材。炮制是根据中医药理论，依照辨证施治用药的需要和药物自身的性质，以及调剂、制剂的不同要求，对中药所采取的一项加工技术，制成品是饮片。两者分别处在中药行业的不同阶段，如下图所示：

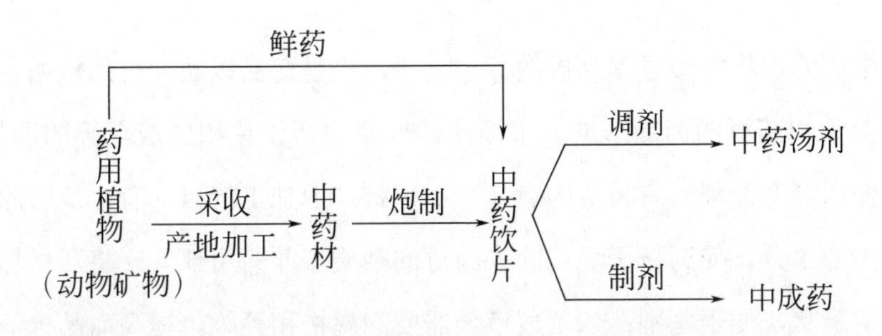

由于两者的加工对象和加工成品不同，药材加工和中药炮制理所应当成为各自独立的一部分。但两者是中药生产紧密相连的两个环节，有重叠的工序，例如有些药材的产地加工和中药炮制都包括了切制工序，所以习惯上把二者合称为加工炮制，但不可混为一谈。

早期，中药材产地加工和中药饮片炮制之间没有明确的划分界限，中药材的加工炮制是随着中药的发现和应用而产生的，其历史可追溯到原始社会。中药材来自野生资源，随着人们医药知识的增多，人们逐渐认识到，为了更好地发挥药效，须将中药材进行一定的加工。经过不断探索和实践，加工技术不断丰富，逐渐形成了一套完整的产地加工理论和技术。

随着中医药及社会发展，中药材产地加工和中药饮片炮制逐步发展成两个独立的行业。一方面，随着人口的增多，原有的野生资源已经不能满足需要，出现了人工栽培（养殖）品种和专门从事中药材种植（养殖）的人，药材的产地加工便由从事种植采收的药农完成，而中药炮制则由“前店后厂”的药店或部分乡村中医诊所完成，二者出现了分工，这种局面一直延续至20世纪50年代中期。另一方面，中药材的特点之一是“一地产全国销，一季产全年销”，为了便于采收、储藏、运输和销售，中药材须在产地进行初步的加工处理，强调的是中药材的商品价值；中药饮片炮制更多的是为了适应中医临床用药的需要，强调的是为中医临床服务，因此，必须是由具有丰富的中医中药理论及饮片调剂、炮制技术的专业人员完成。

2. 产地加工的目的

中药的规格等级是其品质的标志之一，也是商品以质论价的依据。产地加工对于中药材的商品形成、市场流通以及中药饮片和中成药等的深加工、临床使用等方面都具有重要的意义。中药材产地加工的目的有：及时除去鲜药材中的水分，使药材干燥；除去药材的杂质和非药用部分；将药材加工成一定的形状，便于鉴别；加工成市场需要的规格和等级，提高商品价值，便于按质论价；便于包装、运输和储存；便于饮片厂炮制加工成中药饮片或制备成药，便于患者用药。

3. 产地加工的具体方法

（1）水洗　药材水洗除去泥沙，使药材洁净。但花类、叶类、全草类、果实种子类等药材一般不洗，有的根及根茎类药材，如紫草、细辛、黄芩等也不能水洗，否则会影响药材质量。

（2）挑拣　挑选清除药材中的杂质或非药用部分，同时初步分级，利于分别加工和干燥。例如，全草类药材挑拣除去杂草；根及根茎类药材，如柴胡，除去地上部分；花类药材去茎叶等。一些药材通过挑拣，大小分开，优劣分开，以符合商品规格的需要。

（3）刀切　一些质地坚硬的药材，如苦参、片姜黄、鸡血藤、土茯苓、绵萆薢、乌药、狗脊等可趁鲜切片，既有利于干燥，又可避免干燥后炮制加工时，久泡使得有效成分损失；一些含水量高的药材，如香橼、佛手等，也可趁鲜切片以便于干燥。这种饮片习称“产地片”。

（4）煮、蒸、烫　含黏液、淀粉或糖分多的药材，用一般方法不易干燥，须先经蒸、煮、烫处理，如百部、天冬、郁金等，煮或蒸后干燥；延胡索煮至无白心后干燥；白芍去皮水煮或煮后去皮干燥；五倍子、桑螵蛸蒸后可杀死虫卵；鲜马齿苋沸水烫后晒干；北沙参沸水烫后除去外皮。

（5）去皮、去壳　有些果实、种子、根或根茎类药材以及皮类药材，去除表面粗皮或外壳，使药材表面光洁，符合药材的商品特征，有利于干燥和储藏。例如，关黄柏、川黄柏刮去栓皮；浙贝母撞去表皮；苍术、黄芩撞去粗皮；苦杏仁、桃仁、白果仁、郁李仁砸去外壳后晒干。

（6）去木心　地骨皮、牡丹皮、香加皮、远志等要趁鲜除去木心。

（7）硫黄熏　山药、泽泻等要用硫黄熏后干燥。

（8）晒干　利用阳光直接晒干是一种最简便、经济的干燥方法，如漏芦、甘草、白头翁等可以直接晒干。但含挥发油的药材、日光照射后易发生变色变质的药材、烈日暴晒后易爆裂的药材，均不宜用晒干法。

（9）阴干　将药材放置或悬挂在通风的室内或荫棚下，避免阳光直射，使水分在空气中自然蒸发，以免损失挥发性成分影响药材疗效。阴干方法主要适用于含挥发性成分的花类、叶类及草类药材，如紫苏、薄荷、荆芥等。有的药材在干燥过程中易于皮肉分离或空枯，必须进行揉搓，如党参。

（10）烘干　即利用加温的方法使药材干燥，一般温度以50～60℃为宜，对含维生素C的多汁果实类药材可用70～90℃的温度以利于迅速干燥。富含淀粉的药材，如欲保持粉性，烘干温度须缓缓升高，以防淀粉粒糊化。对含挥发油或须保留酶活性的药材，不宜用此法，如苦杏仁、薄荷、芥子等。

（11）焙干　主要用于一些动物类药材，例如，乌梢蛇捕捉后，去内脏，盘成圆盘状，微火焙干。

（12）发汗　有些药材在加工过程中，须堆焖起来发热或经微煮、蒸后堆焖起来发热，使其内部水分往外溢，药材变软、变色、增加香味、减少刺激性，以利于干燥，这种方法称为“发汗”，如秦艽、续断、厚朴、玄参等必须通过“发汗”才能具有特殊色泽。有的药材为了内外干燥一致，在干燥过程中也要堆焖“发汗”。

4. 中药材产地加工存在的问题

随着中医药的发展，一些中药产区相继形成和发展，药材产量增加，促进形成了具有地区特点的产地加工方法和药材规格，如天麻要洗净蒸透后干燥、地黄炕干、青翘采后除去杂质再蒸熟晒干等，基本形成了一套较完整的药材产地加工体系和加工技术。然而，由于多数中药材产地加工是分散加工，随采药随加工，尤其近些年来各地种药的药农越来越多，一些人不懂产地加工技术或是一知半解、道听途说，导致加工出来的药材不符合用药要求，出现了一些质量问题。近年来，河北安国、安徽亳州以及四川等地的中药材交易市场和药材主产区存在着产地加工不规范等问题，直接影响中药材的质量及疗效，不容忽视。

（1）药材不注意挑拣，杂质含量过高。如柴胡的药用部位是根，但采收过程中带有较多的地上茎等非药用部分；金钱草、白花蛇舌草、蒲公英、透骨草等全草类中药常混有较多杂草和泥土。

（2）产地加工不当或有意掺假，影响药品质量。一些动物药，如全蝎、蝉蜕、地龙等，在加工时问题不少。据药商反映，加工质量好的全蝎，一斤活蝎只能加工出四五两干全蝎，而加工质量不好的全蝎，一斤活蝎可以加工出七八两干全蝎甚至更多，增加的重量都是盐分。蝉蜕、地龙都是土含量很高的药材，在产地加工时如果泥土除去不彻底，会使药材增重很多。有的无良药贩有意掺假，往蝉蜕当中灌土，使得原本轻泡的药材重量骤增。

（3）同一种药材，加工方法不统一。比如水蛭，《中国药典》2020年版规定“夏、秋二季捕捉，用沸水烫死，晒干或低温干燥”，而市场上既有“淡水水蛭”，又有“矾水水蛭”“矾水水蛭”以白矾水加工，白矾的功效与水蛭明显不同，这种加工方法明显不合理，但是一直存在。

（4）药材含水量过大。在药材市场上，一些药材含水量大的现象屡见不鲜，如党参用手可以弯成圈，当归柔软得可以随意弯曲。有些药材看起来很干，但内部实际上未干透，储存时极易发霉变质。

（5）盲目用硫黄熏制。硫黄熏制是一些中药进行传统产地加工时常用的方法，如山药、白附片、川贝母、泽泻等药材，都有硫黄熏制的传统加工方法，目的是使颜色美观、杀虫防腐。但由于用硫黄熏制时产生的二氧化硫对人体有害，现在药品及食品加工中是禁止使用的。目前市场上的药材中，如枸杞子、菊花、丹参、党参、当归、金银花等均发现有用硫黄熏制的。有些购买者片面强调药材的色泽，更加剧了这种情况的蔓延。

（6）产地切制的饮片厚薄不一。如虎杖片、狗脊片、乌药片、土茯苓片等。

5.产地加工的发展

一直以来，产地加工方法多为口头传授，文字记载不多，在言传身教的过程中难免出现量化标准不统一，甚至以讹传讹的情况。为此，有专家建议，加强中药材产地加工方面研究，做进一步研究和整理，并结合临床用药要求，无论是对于传统的产地加工方法还是现在应用的加工方法，凡是不合理的都应改进，使之尽量符合临床治疗需要。有关方面应组织科研人员研究科学合理的产地加工方法，制定产地加工的质量标准。

对于硫黄熏蒸的问题，专家建议应区别对待，原则上应禁止，但个别品种（没有更好的加工方法）应保留其传统的产地加工方法，如山药等。

还有专家建议，应发展中药种植基地和道地药材的生产，发展中药材产地加工，建立加工车间，产地加工由分散加工改为集中加工，以保障中药材加工的质量。

（李璐瑒　李京生）

寒热温凉本天成 以偏纠偏巧变化——中药炮制辅料的作用和原理

中药发展历史悠久，古人丰富的炮制经验及知识大部分仍在沿用，中药离不开炮制，而中药炮制又离不开辅料。中药炮制中用到的不同辅料可起到不同的作用。

炮制辅料和炮制方法是中药炮制学中最主要的内容。炮制辅料是在中药炮制过程中，除主药以外所加入的具有辅助作用的附加物料。分为液体辅料和固体辅料两大类。中药炮制辅料可以起到增效、减毒、影响主药的理化性质等作用，对加辅料炮制的中药炮制品的命名也起到重要作用。

1.液体辅料

该类辅料须渗入药物组织内部，多以其自身的性质对药物药性产生影响。

（1）酒 炮制用酒有黄酒、白酒之分，炙药多用黄酒，浸药多用白酒。黄酒是用米、麦、黍等用曲酿制而成，为淡黄色澄明液体，味醇气香，以绍兴黄酒为最佳。黄酒一般含乙醇15% ～ 20%，并含有麦芽糖、葡萄糖以及琥珀酸、乳酸、氨基酸、酯类、醛类等。白酒是用粮食加曲酿制而成，为白色透明液体，气味芳香。白酒一般含乙醇（50% ～ 60%），以及高级醇类、脂肪酸类、醛类、少量挥发酸和不挥发酸等。

酒为百药之长，性大热，味甘、辛，能活血通络，祛风散寒，行药势，矫味矫臭。酒中所含主要成分乙醇是良好的溶剂，药物经酒制有助于有效成分的溶出而增强疗效。性味苦寒的药物经酒炙可缓和药性，引药上行，如大黄、黄芩、黄柏等；活血化瘀、祛风通络的药物经酒炙可协同增效，如当归、川芎；有不良气味的药物经酒炙可矫臭去腥，如乌梢蛇、紫河车；有些药物经酒蒸可增强补益作用，如女贞子、肉苁蓉等。

（2）醋　古时称酢、醯、苦酒，常用米醋，米醋中含有大量香气成分，包括酸类、酯类、醇类、酮类、醛类，其中酯类为主要成分。醋性温，味酸、苦，具有引药入肝、理气、止血、行水、消肿、解毒、散瘀止痛、矫味矫臭作用。炮制用醋应是自然发酵的米醋，不适宜用工业醋酸或食用醋酸配制的食醋。

醋具酸性，能使药物中所含有的游离生物碱等成分结合成盐，增大溶解度而易煎出有效成分，提高疗效，如醋制延胡索等；药物经醋制，可引药入肝经，增强疗效，如莪术、三棱经醋制可增强活血散瘀止痛作用，柴胡、香附经醋制可增强疏肝止痛作用；峻下逐水药经醋制可降低毒性，缓和泻下作用，如甘遂、商陆等；树脂类药物经醋制可矫臭矫味，如乳香、没药；五味子经醋蒸可协同增强酸涩收敛之性。

（3）蜂蜜　蜂蜜生则性凉，熟则性温，故能补中。中药炮制常用的是炼蜜，能和药物起协同作用，增强药物疗效，或具解毒、缓和药性、矫味矫臭等作用。止咳平喘的药物经蜜炙可增强润肺止咳的作用，如百部、款冬花；补气药甘草、黄芪蜜炙可增强补脾益气作用；麻黄蜜炙可缓和辛散之性。

世界上蜜蜂种类繁多，蜂蜜因蜂种、蜜源、环境等不同，其化学组成差异较大。目前《中国药典》收载的药用标准为蜜蜂科昆虫中华蜜蜂*Apis cerana* Fabricius或意大利蜂*Apis mellifera* Linnaeus所酿的蜜。蜂蜜主要成分是葡萄糖和果糖，另含有有机酸、挥发油、维生素、无机盐等营养成分，其他还包括花粉粒、泛酸、乙酰胆碱、维生素、抑菌素、酶类、微量元素等。

（4）食盐水　食盐味咸、性寒，能强筋骨，软坚散结，清热凉血，解毒，防腐，并能矫味，可引药入肾经和下焦，增强疗效。如杜仲、巴戟天经盐炙可增强补肝肾作用，小茴香、橘核、荔枝核经盐炙可增强理气疗疝作用，知母盐炙可增强滋阴降火作用，黄柏盐炙可清下焦湿热，益智盐炙可增强缩小便和固精的作用。

（5）生姜汁　姜汁为姜科植物鲜姜的根茎，经捣碎榨取的汁液，或以干姜加适量的清水共煎去渣而得的黄白色液体。主要成分为挥发油、姜辣素（姜烯酮、姜酮、姜萜酮混合物）。

生姜味辛、性温，升腾发散而走表，能解表散寒，温中止呕，开痰止咳，解毒。药物经姜汁炙能抑制其寒性，增强疗效，降低毒性。如厚朴经姜炙可缓和副作用，增强宽中和胃的功效；黄连、竹茹经姜炙可增强止呕作用，黄连经姜炙还可缓和苦寒之性。半夏、天南星、白附子常以生姜、白矾制，可降低毒性，增强化痰作用。

（6）甘草汁　甘草汁为甘草饮片水煎去渣而得的黄棕色至深棕色的液体。甘草味甘、性平，具补脾益气、清热解毒、祛痰止咳、缓急止痛的作用。药物经甘草汁制能缓和药性，降低毒性，如甘草汁煮远志、吴茱萸。

（7）胆汁　常用的是猪和牛的新鲜胆汁，以黄牛胆汁为佳，为棕绿色或暗棕黄色黏稠液体，有特异臭气，性味苦寒，能除热明目。如牛胆汁制天南星可去其燥性，并具清热息风之效。

（8）黑豆汁　黑豆汁为大豆的黑色种子，加适量清水煮熬去渣而得的黑色混浊液体。黑豆味甘、性平，能活血利水，祛风，解毒，滋补肝肾。同黑豆共同煮制后能增强药物的疗效，降低药物毒性或副作用，如制何首乌。

（9）米泔水　米泔水为淘米时第二次滤出之灰白色混浊液体，又称“米二泔”，能益气除烦、止渴、解毒，对油脂有吸附作用。常用来浸泡含油质较多的药物，如米泔水漂苍术、白术等，可除去部分油质，降低药物辛燥之性，增强补脾和中的作用。米泔水易酸败发酵，故应临用时收集。

（10）食用油脂　包括植物油和动物油，如麻油、羊脂油等。麻油味甘，性微寒，能润燥通便、解毒生肌，可使药物酥脆、降低毒性，还可用于制备油砂，提高润滑性，如麻油炸马钱子、三七等；动物油以羊脂油炒淫羊藿最为常见，可以增强淫羊藿补阳功效。

上述液体辅料应用历史悠久，作用明确。时至今日，常用须加辅料进行炮制的中药饮片在200种以上，同一饮片根据其不同的临床应用又有不同炮制方法，如常用中药饮片中以酒制的有40种以上，醋制的有40种以上，盐制和蜜制的各约30种。其他炮制用的液体辅料还有萝卜汁、鳖血、吴茱萸汁、石灰水、鲜葱汁等，见下表。

（11）其他液体辅料

名　称	说　明
吴茱萸汁	吴茱萸汁：吴茱萸加适量水煎煮，去渣取汁
黄连水	黄连水：黄连加适量水煎煮液作为其他药品的炮制辅料
葱汁	葱汁：百合科植物葱 *Allium fistulosum* L. 的茎或全株捣取之汁
鳖血	鳖血：鳖科动物中华鳖 *Trionyx sinensis* Wiegmann 或山瑞鳖 *T. steindachneri* Siebenrock 的新鲜血液
山羊血	山羊血：牛科动物青羊 *Naemorhedus goral* Hardwicke、北山羊 *Capra ibex* linnaeus 及盘羊 *Ovis ammon* Linnaeus 的新鲜血液
猪血	猪血：猪科动物猪 *Sus scrofa* domestica Brisson 的血液
萝卜汁	萝卜汁：取适量鲜萝卜，洗净，切成片，置锅中，加适量水煮透，取汁
石灰水	石灰为石灰岩经加热煅烧而成，以石灰配制成的石灰水炮制中药材，起到增强收涩、消炎、减毒、去除杂质的目的

上述其他液体辅料应用范围不如酒、醋、蜜等广泛，但都各有特点，发挥不可或缺的作用。如石灰水用于炮制半夏，生品半夏有大毒，其刺激性毒性成分为块茎中含有的“毒针晶”以及凝集素蛋白。毒针晶为一种尖端锋利且表面具倒刺的草酸钙针晶，刺入机体组织后具有显著的致炎作用。在石灰水的作用下其刺激性显著下降。

2. 固体辅料

在加辅料炒制中，有些固体辅料起到协同增效的作用，如麦麸、稻米；有些起到中间传热体作用，如河砂、滑石粉；有些既有中间传热体作用，又可协同增效，如土、蛤粉。中间传热体主要是利用辅料的温度使药物受热均匀，质地酥脆，易于粉碎，利于成分煎出。协同增效主要是利用辅料的药性影响药物的作用。

（1）稻米　炮制用米以大米和糯米为主。稻米味甘、性平，主含淀粉、蛋白质、脂肪、矿物质，尚含少量的B族维生素、多种有机酸类和糖类，能补中益气、健脾和胃、除烦止渴、止泻痢。如党参米炒可增强健脾止泻作用；斑蝥、红娘子米炒可降低毒性、矫臭矫味。

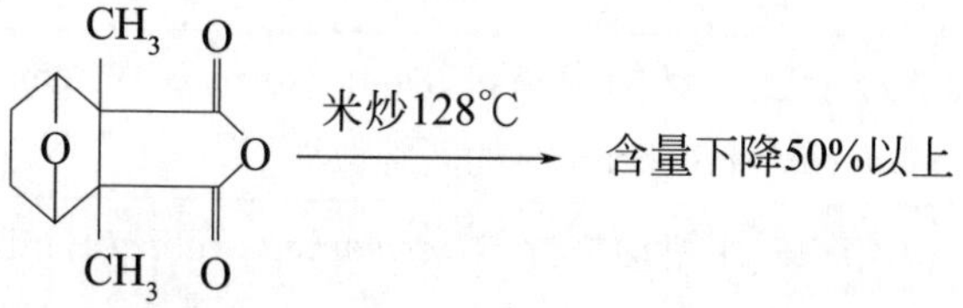

CH_3　O

O　O　—米炒128℃→　含量下降50%以上

CH_3　O

斑蝥素

升华点110℃

（2）麦麸　麦麸味甘、性凉，主含淀粉、蛋白质和维生素等，能和中益脾，与药物共制能缓和药物的燥性，增强疗效，还可以矫臭矫味。常用于制健脾胃及有刺激性、腥臭气味的药物，如白术、僵蚕等。

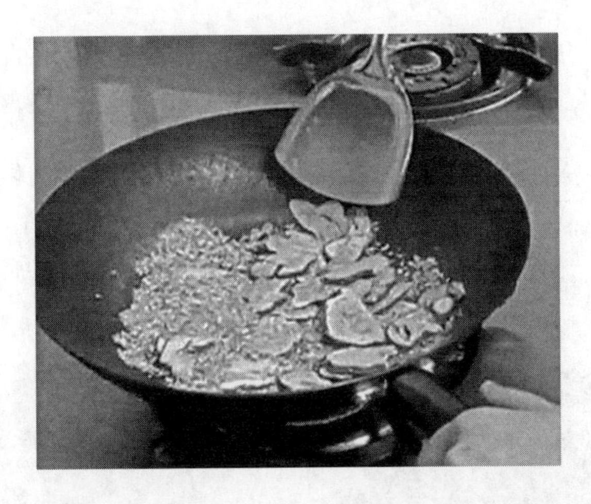

（3）白矾　白矾又称明矾，为三方晶系明矾矿石经过提炼而成的不规则的块状结晶体，无色、透明或半透明，有玻璃样色泽，质硬脆易碎，味微酸而涩，易溶于水，主含含水硫酸铝钾［$KAl(SO_4)_2 \cdot 12H_2O$］。白矾味酸、涩，性寒，外用能解毒、祛痰、杀虫、收敛燥湿、防腐。与药物共制，可防止腐烂，降低毒性，增强疗效，常用于煮制或浸制毒性药物，如白矾制半夏、白附子、天南星等。

（4）豆腐　豆腐为大豆种子粉碎后经特殊加工制成的乳白色固体，主含蛋白质、维生素、淀粉等。

豆腐味甘，性寒，能益气和中，生津润燥，清热解毒，且具有较强的沉淀与吸附作用，可以降低药物毒性，增强药物疗效，去除污物，如豆腐煮藤黄、硫黄可降低毒性；豆腐煮珍珠可洁净药物。

（5）土　中药炮制常用灶心土（伏龙肝）。也可用黄土、赤石脂等。灶心土为久经柴草或木柴熏烧后灶内壁的土块，焦土状，红棕色，有烟熏气味，以久经火炼者为佳，主含硅酸盐、钙盐及多种碱性氧化物。灶心土味辛，性温，能温中和胃、止血止呕、涩肠止泻等，可降低药物刺激性，增强药物疗效。赤石脂是硅酸盐类矿物多水高岭石族多水高岭石，主含四水硅酸铝［$Al_4(Si_4O_{10})(OH)_8 \cdot 4H_2O$］，也可作炮制辅料。常以土制的药物有白术、当归、山药等。

（6）蛤粉　蛤粉为海产蛤类的贝壳经煅烧粉碎而制成的白色粉末，主含氧化钙（CaO）等，传统炮制用的是帘蛤科动物文蛤、青蛤等的贝壳。味苦、咸，性寒，能清热利湿、化痰软坚。蛤粉作为受热中间体常用于炒制胶类药物，如蛤粉炒阿胶可降低滋腻之性，除去药物腥味，增强清热化痰作用。常以蛤粉制的药物有阿胶等。

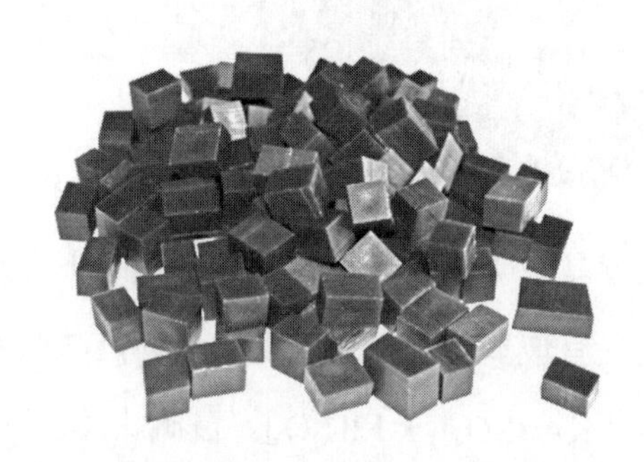

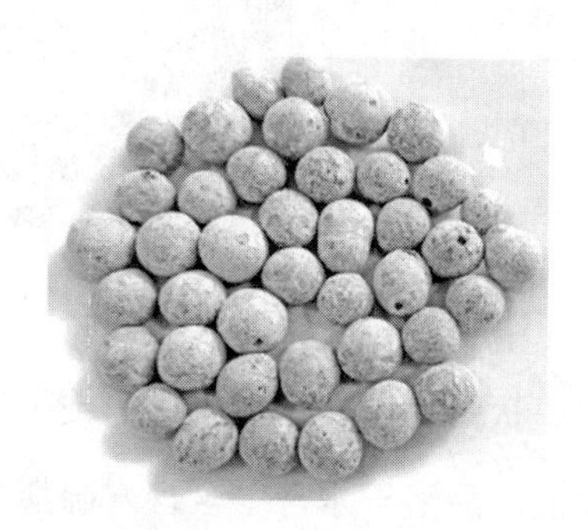

（7）滑石粉　滑石粉为单斜晶系鳞片状或斜方柱状的硅酸盐矿物滑石经过精选净化、粉碎、干燥而制得的细粉，主含含水硅酸镁。滑石粉味甘、淡，性寒，质地细滑，具有清热解暑、利水通淋之效。滑石粉常用于炒药和煨药，炒制可使韧性大的动物药质地变得酥脆，利于粉碎，如炒刺猬皮、水蛭等。用滑石粉煨制可除去过量的油脂，以消除刺激性，增强止泻作用，如煨肉豆蔻。

（8）河砂　以粒度均匀适中的河砂，淘净泥土，除尽杂质，晒干备用，主要成分为二氧化硅。用河砂作中间传热体拌炒药物，主要取其温度高、传热快、受热均匀的特点，砂炒可使坚硬的药物质地松脆，以便制剂、粉碎和利于煎出有效成分，提高疗效，常以砂烫的药物有骨碎补、鳖甲、龟甲、马钱子等。

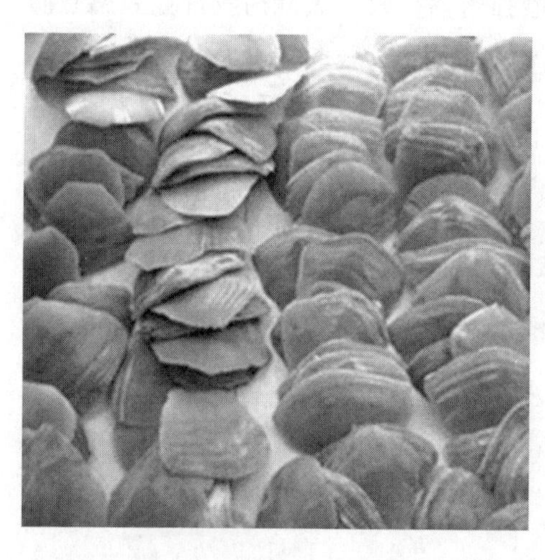

（9）朱砂　朱砂是三方晶系硫化物类矿物辰砂，经去杂质，研磨或水飞成的洁净细粉，主含硫化汞（HgS），本身味甘，性微寒，具有镇惊、安神、解毒作用，用于拌衣炮制可增强镇惊、安神之效，如朱茯苓、朱麦冬、朱远志等。

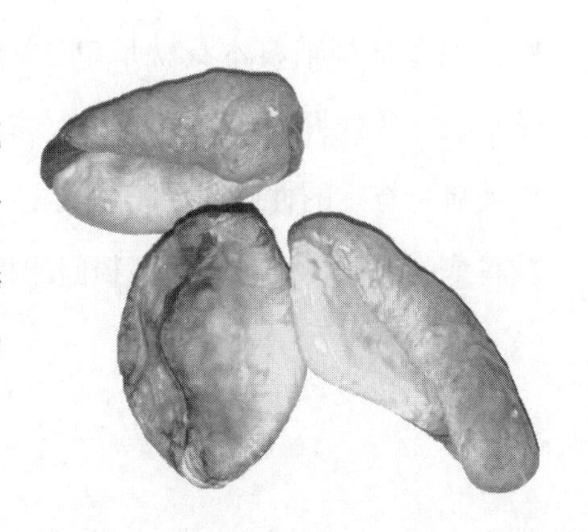

其他用于炮制的固体辅料还有萝卜、青黛粉、面粉、吸油纸等。

3.炮制辅料的原理

药和病都具有寒热温凉的偏性，中药起作用的原理就是“以偏纠偏”，由上述可见中药加工炮制所用的辅料，除了炒制时用作受热中间体以外，实际上更多也是作为一种有偏性的“药物”，在适宜的温度和水的作用下，增强、减弱或改变所炮制药物的疗效、毒性及副作用，以达到临床治疗的目

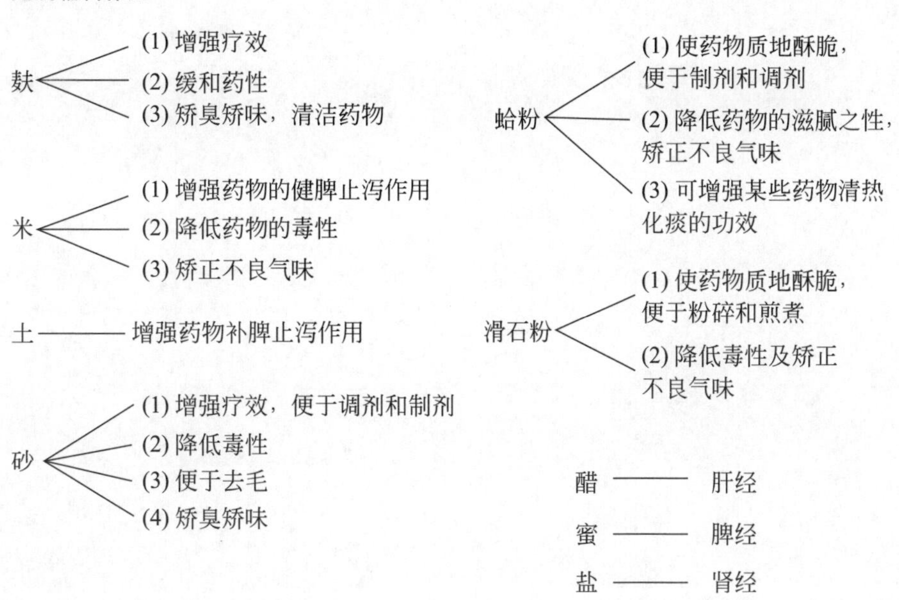

的。很多炮制辅料本身就是单味中药，如醋、酒、姜、盐、蜜、稻米、甘草、土（伏龙肝）、蛤粉、朱砂、滑石、明矾等，在历代本草多有收载，这些辅料有特定的性味归经和功能主治，在临床医疗上广为使用，因此用这些辅料炮制药材，也可看作药物间的相互配伍使用。

（胡欣燕　李璐瑒）

临方炮制——中药入煎剂最后一关

1. 临方炮制的意义和现状

中药炮制有着悠久的历史，唐代孙思邈在《备急千金要方》诸论“论合和”中指出：“诸经方用药，所有熬炼节度，皆脚注之。今方则不然，于此篇具条之，更不烦方下别注也。”由此可见，药物的炮制是由依方脚注，即现在所说的临方炮制，逐渐发展到将由中药饮片生产厂家进行大批量的炮制加工来的。

由于近代工业发展和行业分工等原因，产地加工和临床炮制被进一步从中药炮制中细分出来。中药临方炮制是将中药应用于临床时的最后一道加工工序，是按照中药处方“脚注”要求及调剂常规所采取的制药技术，是常规炮制的一种补充。

中药炮制与临床疗效有着密切关系。若炮制不合法度，失去应有性能，对治疗来说，等于有名无实，起不到治疗作用。中药的临方炮制最能体现个体化给药的特色，既可适应中医辨证施治的要求，又能保障饮片疗效，降低其毒性及刺激性。但是在目前实际操作过程中，依然存在很多不规范的现象，如一些医疗机构或是药品零售企业，为了避免工作烦琐，直接从饮片生产企业购进粉碎好的杏仁，有研究显示，生杏仁粗粉室温干燥条件下存放3天，苦杏仁苷损失20%。

传统的中药炮制系指通过不同的炮制方法将中药材大批量加工成中药饮片的过程，可以称为“常规炮制”，一般由中药饮片厂完成。所谓“常规炮制”指的是中药饮片厂按照国家标准和炮制规范对药材进行加工炮制，一般都是在现代化、通过国家GMP验收的生产车间进行规范化的批量生产，所生产的品种是临床常用且使用数量、频率较大的规格和品种，从而保证中药饮片的质量比较一致，对用药安全确实起到了一定作用。这种加工方式有两个特点：生产规模大，同种中药材炮制品种单一。而中药临方炮制是在医疗实践中为了适应中医临床辨证用药的需要而发展起来的一项传统制药技术，是根据医嘱临时将生品中药饮片进行炮制加工的过程，又称“小炒”，有批量小、操作灵活、同种中药材炮制品种灵活多样的特点。大规模的“常规炮制”常常不能满足临床用药需要，临方炮制有效地弥补了这一缺陷。

2. 中药煎服与临方炮制的关系

中医历来讲究辨证论治，因病施治，随方加减，强调以个体为主，因此对饮片的品种和炮制方法也提出了较高的要求。如吴茱萸炒黄连，目的是抑制黄连苦寒之性，增强泻肝降逆之功；鳖血拌青蒿、柴胡，目的是增强退虚热作用；菟丝子炒枸杞子，目的是用菟丝子助阳之力，使枸杞子既可填精益髓，又可益肾壮阳，可用于阳气衰、阴虚精滑等证。这些因临床要求特殊炮制的品种一般中药饮片厂无法全部备齐供应，不能满足治疗用药需要。

此外，一些中药饮片往往处方用药量不大，且储藏和保管上存在难度。如酒和醋易挥发，盐制品易潮解，蜜制品易虫蛀变质，大规模生产会造成浪费，因此采用临方炮制的方法。一些芳香类饮片，需要用其挥发油成分的，以及一些坚硬难以煎出有效成分的饮片也需要临方炮制。挥发油通常也是一种具有治疗作用的活性成分，在常温下可以自行挥发而不留任何油迹，因此不宜提前太过粉碎。如白豆蔻、砂仁、肉桂、草果、草豆蔻等。一些比较坚硬的果实种子类，需要临方捣碎。行业里有“逢子必捣”的说法，如杏仁、桃仁、刀豆子等。一些饮片为了保存其饮片的特征不适宜机器切制粉碎的，如鸡血藤、海螵蛸、龙齿等，需要临方捣碎。还有一些是饮片生产厂家通过饮片切割机遗漏的饮片，如大黄，处方中需要1g，而药斗里的大黄饮片都得3g以上，这时临方炮制就显得尤为重要了。再比如中药饮片生产厂家在加工药材时遗漏的一些大块药材。如槟榔片里偶有槟榔个，乳香没药中偶有大块，五倍子偶有五倍子个等。还有某些特殊或珍贵的中药以及一些不适合中药饮片厂大批量常规炮制，需要临方拌和的，如青黛拌灯心草，朱砂拌茯苓、远志等。

3.临方炮制室基本条件

《医院中药饮片管理规范》中规定，医院进行临方炮制，应当具备与之相适应的条件和设施，严格遵照国家药品标准和省、自治区、直辖市药品监督管理部门制定的炮制规范炮制，并填写“饮片炮制加工及验收记录”，经医院质量检验合格后方可投入临床使用。并且该规定中的第六章将中药饮片调剂与临方炮制并列于该章标题，可见临方炮制的重要性。

临方炮制的工作区域一般应设在医院药库或药房附近，以便领取药料，随时加工。室内应保持清洁干燥，不起尘，空气流通，无污物积水。因炒炙多采用明火加热，所以室内应具备通风装置和排烟污设备。

负责中药饮片临方炮制工作的，应当是具有三年以上炮制经验的中药学专业技术人员。临方炮制室内的炮制工具一般以传统操作工具为主，包括切药铡刀、片刀、竹压板、棕刷、碾床、陶罐、炒药锅、蒸锅、蒸笼、槟榔钳、蟹钳、簸箕、竹筛、马尾箩筛、乳钵、冲筒等。

4.临方炮制工作的基本要求

临方炮制要求调剂人员按医嘱临时将中药饮片进行炮制和再加工，最重要的是突出“临方”的特点，以满足医师对药品的某些特殊要求，使药物达到疗效。因此，临方炮制的范围主要集中在需要特殊炮制、鲜药入药及临用捣碎的品种上。中药饮片生产企业的炮制以大批量生产为主，适合中药材的机械化加工和一些净选、煅制、蒸煮等的处理，有的炮制品种无法供应，如：黄连最常用的规格是黄连片，实际中医师在临床上还常用酒黄连、姜黄连、萸黄连等，其不同的炮制品种临床药效各有侧重，饮片加工厂不能完全将所有的品种备齐，临方炮制可以根据治疗的特殊需求，临用临加工炮制，满足临床市场上无法提供的炮制品种，尤其是许多植物的果实、种子类中药用时需临时捣碎，否则不利于有效成分的煎出，且易泛油变质，从而影响疗效。如火麻仁、苦杏仁、砂仁等，这些品种的加工都必须通过临方炮制的方式完成。

临方炮制的量仅限个方，一般不需要储存和包装，现制现用，炮制方法与生产炮制基本相同，应符合炮制规范。医院的中药调剂人员进行临方炮制时，应按照本地区《中药炮制规范》的要求操作，每个医院还可以制定出中药房临方炮制的范围，加大其可行性。有些药物炮制过早不利于保存药性，不利于储存，如种子类中药，过早捣碎，表面积增加，易发生氧化、还原等化学反应，导致药效下降。含油脂多的中药易泛油，不利储存。有些中药的某炮制品适用范围窄，不常用，平时很少使用，常规炮制一般不生产，但由于疾病需要该炮制品时，可通过临方炮制来满足临床需要。

总体来说，临方炮制是中药炮制的一个组成部分，但范围比常规炮制小，炮制方法比常规炮制少，一般以炒、炙、拌和、捣碾为主，炒、炙可分为清炒、麸炒、米炒、土炒、酒炙、盐炙、醋炙、蜜炙、姜汁炙、药物同炒等。捣碾之类的简单炮制，可以在饮片调剂台上进行，如果实、种子类药临时捣碎，麻黄捣碾成绒，黄连、大枣捣劈等。其他炒、炙工作应在专门的炮制室进行。

5.炮制辅料与炮制品的质量标准

中药临方炮制的意义、操作方法和质量标准等内容与常规炮制基本相同。临方炮制虽属医师特殊要求，但炮制所用辅料及操作必须符合《中药饮片炮制规范》规定。为了保证疗效，调剂人员应严格按照医嘱进行炮制，如因故不能加工，应征得患者的同意，不能该炮制的不炮制，以生品代替炮制品。

质量标准是控制临方炮制质量、确保临床用药安全有效的重要保障。临方炮制品的质控内容应包括：药材或饮片名称、来源、炮制方法（工艺技术条件、辅料品种、品质、用法、用量等）、性状、鉴别、检查、浸出物与含量测定、性味归经、用法用量、注意事项、有效期等，其中对炮制方法的要求最为重要。临方炮制使中药符合临方医疗需要，在整个炮制过程中，应掌握火候，准确控制辅料的用量，认真观察炮制品的色泽，注意各项操作是否符合规定。

6.临方炮制不可取代

综上所述，临方炮制是中药临床药学工作内容之一，对于临床上的治疗效果起着至关重要的作用，药物形体、药物性能、药物质以及药物味等都极大地影响着临床上的治疗效果，因此临床医师和药剂师需要在全面熟悉各种中药药材的基础上，加强对药材临方炮制的有效监督，确保药材的质量，进行合理科学用药，保证药效的充分发挥，并取得显著的临床治疗效果。

现在药店和医疗机构用的中药饮片绝大多数是由中药饮片厂提供，而中药饮片厂的炮制工作大多是大规模生产，中药临方炮制应由经过培训的药师对炮制质量和流程进行把关，才能使炮制质量得到有力保障。中药临方炮制的缺失，会使一些验方、经方疗效大打折扣。因此，医院中药房要充分认识中药调配临方炮制的重要性和必要性，加强中药调配人员的业务知识学习，增强临方炮制技能，从服务患者、提高临床用药的安全有效的角度，不仅要配置所需临方炮制的设备，更应该根据医嘱确实进行临方炮制。

现今，饮片加工企业将中药炮制批量化、机械化、电气化、商业化，这样做的优点自不待言，但也可能造成某些传统炮制技术逐渐被遗忘甚至消失。而中药临方炮制，因其药物用量小，采用的方法为经典炮制技术，更有利于中药炮制技术的传承和发展，也更有利于炮制质量标准的制定和优化。无论是临床用药，还是作为中药炮制的一般分，都是不可取代的。

（李璐瑒）

传统 中医药 辑粹

处方应付——中药饮片调剂必修课

“处方应付”是指药品调剂人员根据医师处方的要求，选用符合规格标准的药品，进行药品调配，也有地区称其为“处方应配”。狭义的处方应付常见于中药饮片调剂，是指调剂员根据医生处方中开具的药名，在调剂时实际应该给付的饮片品种规格，可包括炮制品应付、临方炮制品应付、单包药应付、中药别名应付、并开药应付以及鲜药应付等。

1.处方应付的特征和意义

地域性是处方应付最典型的特征。在中药饮片调剂工作中，根据地区用药习惯和医生处方要求，已经形成一套约定俗成的用药规律，可见于《××省（市）中药饮片调剂规程》等官方建议或要求强制执行的行业标准，俗称中药处方应付常规。例如在新版《北京市中药饮片调剂规程》的总则中就写明“凡在北京地区医疗机构从事中药调剂的人员，应按照本规程所列处方的药味应付进行中药饮片和中成药的调剂"，并且由北京市卫生局、北京市中医管理局联合发"京中医政字"文件，要求"各单位遵照执行"新的《北京市中药饮片调剂规程》。

目前大部分省市已经制定了较为详细的"中药饮片调剂（炮制调剂）规程（规范）"，对处方应付作了翔实、系统的规定。但是全国各地区传统调配习惯不尽相同，例如在北京地区，医师处方开山茱萸，应付酒炙山茱萸，开女贞子，应付酒炙女贞子，而距离北京不远的河北唐山地区，医师处方开山茱萸，就付山茱萸，开女贞子就付女贞子。由此可见，地方用药差别决定了处方应付在各地有别。

处方应付的规定中最核心的内容就是，在医生处方未注明饮片炮制规格、先煎后下要求等情况下，调剂员可根据处方应付常规，调配合理规格的饮片，很多情况下"处方直接写饮片名称，调配时付炮制品"。例如处方写"山楂"即付"炒山楂"，处方写"白术"即付"麸炒白术"，处方写"天南星"即付"制天南星"，处方写"川乌、草乌"即付"制川乌、制草乌"等。学习或了解过处方应付常规的中药从业人员都不难发现，这样的规定无疑体现了传统中药炮制理论中的"减毒增效"作用，使饮片调剂工作能够更加保证中药疗效、减少用药风险。

在这方面，北京地区的《中药饮片调剂规程》就保留了许多地方色彩的沿用习惯，并且大都符合处方应付"减毒增效"的初衷。但是，有些地方的处方应付一直以来就比较混乱，而且很多地区使用的饮片都是生品，甚至不是饮片而是中药材，对炮制非常不重视，因此在制定当地的处方应付规定时，为了统一，就采用"一般药品处方开什么就付什么"，即如果处方上直接写饮片名称，即付生品，若要用炮制品，必须写炮制品名，如蜜麻黄，一般饮片不写"蜜"字均付生品，白鲜皮不写"炙"字均付生品，只有在处理毒性中药时不写"生"字才付炮制品。

2.处方应付的混乱和弊端

汤剂是中药最常用的传统剂型，中药饮片生熟异治，充分体现了中医辨证论治、个体化治疗的特点。但一直以来，由于全国缺乏统一的中药饮片处方用名与调剂给付的规定，各地或各医疗单位的处方用名与调剂给付的规定也不够完善，造成药房给付的中药饮片与医师的要求不一致，影响了汤剂临床疗效。为了规范各地中药饮片调剂过程中的处方应付，保障医疗用药安全和临床疗效，2009年国家中医药管理局下发《关于中药饮片处方用名和调剂给付有关问题的通知》，对中药饮片处方用名和调剂给付的问题提出了相关要求。但《通知》中只是要求“各医疗机构应当执行本省（区、市）的中药饮片处方用名与调剂给付的相关规定。没有统一规定的，各医疗机构应当制定本单位中药饮片处方用名与调剂给付规定。”也就是说，《通知》把处方应付这项规则的制定权限下放给了省（区、市），甚至各个医疗机构，这无疑更加放大了处方应付的地域性差异，人为造成了各地之间的处方应付千差万别，各医疗机构自行其是。

此外，目前除了部分省市已经制定了较为详细的“中药饮片调剂（炮制调剂）规程（规范）”以外，在卫生类中药学职称考试教材、执业中药师考试教材、中药调剂员考试教材，以及高校中药学专业的中药调剂学教材当中，都有处方应付的知识内容，上述几类教材都是全国统一的，不分地域，当中的处方应付内容肯定无法体现出地方用药习惯，并且与各地处方应付的规定有所出入。例如，国家中医药管理局专业技术资格考试专家委员会统一编著的《专业技术资格考试大纲及指南中药学》中，中药调剂学部分涉及处方应付的内容中，处方用名为黄芪，应付规格为蜜炙黄芪，但在《北京市中药饮片调剂规程》中，处方用名为黄芪，处方药味应付为黄芪。此类冲突并不鲜见。

由此可见，中药饮片的处方应付存在如下弊端。

① 调剂员或医师如若不能很好掌握处方应付相关知识，就容易造成中药饮片处方的开具和给付出现偏差，给安全有效用药埋下隐患。

② 给中药饮片使用造成了人为的混乱，各地执行的处方应付差别较大，使中药饮片处方在各地区、各医院、药店的流通出现重重困难。

③ 一旦发生用药纠纷，中药处方应付将不受药品法律法规的保护。

3. 中药从业人员对处方应付的学习和掌握

处方应付的概念和相关知识属于中药调剂学范畴。中药调剂学是在中医药理论指导下，以临床用药为核心，研究中药的调配、应付及服用等相关理念知识与操作技术的一门学科，自古以来备受重视。由上文可以看出，处方应付是在传统中医药调剂行业流传下来并沿用至今的一种“行规”，在某种程度上类似于中药“一药多名”“一名多药”的现象，已成为中药饮片调剂规范化操作的阻碍，不利于中药饮片调剂工作在全国范围的统一发展。正是因为这一现状在很长一段时间内无法改变，因此从事处方调剂的工作人员有必要熟练掌握处方应付相关知识。

目前中药学专业的本科以上毕业生当中，从事中药饮片调剂工作的为数不多，但不等于本科生不需要学习中药调剂方面的相关知识。中药饮片调剂是一个传统行业，有着深厚的内涵和底蕴，作为中药学专业的毕业生，无论是中专、大专、本科、硕士还是博士，都应该对中药行业最传统饮片调剂工作有所了解。但目前，中药学专业的本科以上毕业生当中，没听说过或不了解“处方应付”者不占少数。很多中医药高校的本科以上教学中，中药调剂学并非必修课程，大部分中医药高校毕业的中药学人员都是在工作之后考取职称或执业资格时才接触到这一概念。

相关部门或可在修订卫生类中药学职称考试、执业中药师考试以及高校中药学专业的中药调剂学教材相关内容时，对于与各地处方应付习惯不同的品种加以说明，避免全国通用的教材内容和地方性法规有冲突。并在中药学专业的本、专科教学中，将中药调剂学列为必修课程，增加对中药饮片调剂工作中处方应付相关知识的学习和了解。

（胡欣燕　李璐瑒）

传统中医药辑粹

汤者荡　丸者缓——传统中药剂型的奥妙

中药剂型就是方剂应用于患者的形式，也是中药施于患者机体前的最后形式。中药最常见剂型除了汤剂以外，就是“丸、散、膏、丹”。此外，传统中药剂型还有供口服的胶剂、露剂、酒剂，供皮肤外用的涂擦剂、浸洗剂、熏剂，供体腔使用的栓剂、药条等。20世纪30年代出现了中药注射剂，此外还发展出胶囊剂、片剂、冲剂、气雾剂、膜剂等新剂型。

中药药剂的起源可追溯至夏禹时代，那时已经能酿酒，并出现了由多种药物浸制而成的药酒。酿酒时又发现了曲（酵母）。曲剂具有健脾胃、助消化、消积导滞的功效，是一种复合酶制剂，至今仍在应用。

汉代名医张仲景的《伤寒论》和《金匮要略》记载有汤剂、浸剂、丸剂、散剂、酒剂、浸膏剂、糖浆剂、洗剂、软膏剂、栓剂等10余种剂型。晋代葛洪著《肘后备急方》中记载了铅硬膏、干浸膏、蜡丸、浓缩丸、锭剂、条剂、尿道栓剂、饼剂等剂型。唐代药王孙思邈的《备急千金要方》和《千金翼方》收载有汤剂、丸剂、散剂、膏剂、丹剂等剂型，其中有不少沿用至今。北宋时期政府在京师设立了太医院卖药所（后改称太平惠民局）及修合药所（后改称和剂局），制备丸、散、膏、丹和各种饮子等成药出售，其后又在全国各地设置分支机构多所，此为中国官营商业性药房之始，它的出现使中成药具备了一定的标准规格。

可见，中药传统剂型是很丰富的，不仅包括供患者自己进行制剂加工的饮片，还有各种形态各异的供患者直接服用或外用的成药，不同剂型的中药各具不同的用途特点。

1.汤剂

汤剂是最古老的剂型。把中药放入适宜的容器中用水煎煮一定时间，去掉药渣即成汤剂。汤剂的出现，使人们能够更加有效、充分地利用药材，促进了医学、药学的发展，开了方剂应用的先河。汤剂在体内吸收快，能迅速发挥疗效，并可以随证加减，灵活运用。汤剂还可用于外洗和灌肠，治疗皮肤科、外科、骨伤科、肛肠科等疾病。

据说汤剂的来源与伊尹有关。伊尹是商汤王的御厨。《资治通鉴》记载：伊尹“作汤液本草，明寒热温凉之性，酸苦辛甘咸淡之味，轻清重浊，阴阳升降，走十二经络表里之宜。今医言药性，皆祖伊尹”“汤液”即为汤剂。古人解释汤剂的内涵时说：“汤者，荡也”，对病邪有扫荡之功，可知其来势勇猛、见效快捷，便于药物配伍应用。汤液的出现为日后中医方剂理论的发展做了准备。

2.丸剂

丸剂是指将药物细末与一定的赋形剂混合成圆形固体状。正所谓“丸者，缓也”，丸剂在体内分解吸收需要一定的时间，停留时间也较长，即起效慢、持续时间长，加之储存与服用都很方便，故丸剂适用于慢性疾病须长期服药的情况。丸剂因赋形剂不同，又可分为水丸、蜜丸、糊丸等。

最常见的在蜡丸中包裹的中药药丸就是传统的蜜丸，是传统中成药丸剂的一种。传统蜜丸分为大蜜丸和小蜜丸。蜜不仅是赋形剂，同时也起到药物的作用，这是大多数剂型所不具备的。蜜同时因其味甜，性缓，入中，还起到使药物作用部位停于人体中、上的作用。有些丸剂改剂型后，在人体内迅速崩解下溶，作用部位偏下了。所以现在有些治疗中焦、膈与心肺的片剂、胶囊剂等疗效反而不如蜜丸。

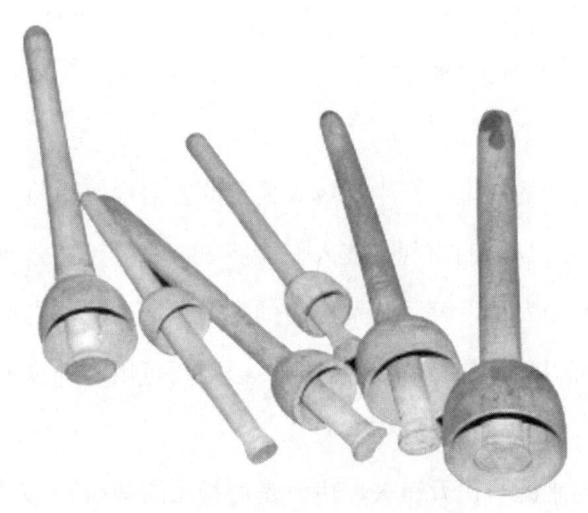

制作各种剂量规格丸剂的制具

3. 散剂

散剂是传统的中药剂型之一，在《黄帝内经》中已有散剂的记载；《伤寒论》和《金匮要略》中记载散剂达50余方；《名医别录》中对散剂的粉碎方法有“先切细曝燥乃捣之，有各捣者，有合捣者……”的论述。这些制备原则至今仍在沿用。散剂为药物研碎后干燥均匀的粉末。粉末颗粒有粗有细，应用途径有内服与外用，还有极细粉的散剂可用于五官科。

散剂的特点是：“散者散也，去急病者用之”。因散剂比表面积较大，因而具有易分散、奏效快的特点。此外散剂制法简便，剂量可随证增减，当不便服用丸、片、胶囊等剂型时，均可改用散剂。

4.膏剂

膏剂是中药古老的剂型之一，其从萌芽、成熟至发展，经历了漫长的历史过程。早在《山海经》中就记载了羯羊脂，用于涂搽皮肤以防皲裂，可以说是最原始的膏药。《黄帝内经》中记述了“豕膏”“马膏”等药剂用于治疗外、伤科疾病。南北朝时称膏剂为“膏方”。唐代也有“摩膏”的称谓。明清时改称“膏滋”或“膏”，并纳入膏剂的范畴。随着历史的发展，膏剂的用途逐渐扩大，不但治外病、内病用膏，预防疾病也用膏剂。

膏剂是药物经水或植物油煎煮浓缩而成的膏状剂型。有内服和外用两种。其中，煎膏是内服剂，将药材反复煎煮，去渣取汁浓缩，再加蜂蜜或砂糖、冰糖煎熬成膏状即成；软膏是外用膏剂，将药物细末或油榨取的有效成分与基质（植物油、动物油、矿物油、石蜡等）混匀而成，外观为半固体状，可涂于皮肤、黏膜，涂后渐渐融化或软化而作用于患部，可用来治疗外科、皮肤科的疾病；硬膏是外用膏剂，又称药膏、黑膏药，将药物置麻油中炸取有效成分，去渣继续熬炼浓缩，再加铅丹、白蜡等收膏，趁热涂于纸、布等裱褙材料上即成，应用时在火上加温使药物融化，敷贴于患处或穴位，可治疗跌打损伤、风湿痹痛、疮疡或某些内科疾病。

5.丹剂

丹剂是伴随着炼丹术出现的，是用升华法炼制的含汞、砷的粉状剂型，具体来说是水银、硝石、雄黄等矿物药在高温条件下，经过炼制、升华、融合等技术处理制成的不同结晶形状的无机化合物，如红升丹、白降丹等，为传统剂型，大多含水银成分，故一般仅供外用，或用以配制丸、散供外用，具有消肿生肌、消炎解毒的作用。后世人们为强调某些成药的突出功效，或因方中含有贵重药品，也称之为丹，如大活络丹（实为丸剂）、玉枢丹（实为锭剂）等；部分丸剂、散剂、锭剂品种多以朱砂为衣，因其色赤习称丹。

这种广义的“丹”包括的剂型多而杂乱。上述药物就剂型而论，实际上并非属于丹药。狭义的丹药仅指用汞和某些矿物药炼制的化合物，其制备方法有升法、降法和半升半降法等。

丹药在中国已有两千多年历史，是我国劳动人民在长期与疾病斗争中，在冶炼技术的基础上发展起来的。在秦以后，特别是魏晋南北朝，炼丹取得了突出成绩。晋代葛洪以炼丹术著称于世，他继承了前人的理论，通过实验，总结了当时炼丹的经验，写成了《抱朴子•内篇》十二卷，内有“丹砂烧之成水银，积变又还成丹砂”之句，对炼丹术及后代化学、冶金等贡献很大。梁代名医陶弘景也很善于炼丹，著有《合丹法式》等书。明代外科大家陈实功的《外科正宗》中对其丹药之组方、炼制及临床应用等有较详细的论述。

用红升丹、白降丹等丹药治疗疮疖、痈疽、疔、瘘及骨髓炎等至今仍在沿用。其特点是用量少，药效确切。可采用粉末涂于疮面，亦可制成药条、药线和外用膏剂。且廉价易得，故为历代中医沿用。但毒性较强，只能外用，一般不可内服，在使用上还要注意用药剂量和部位。

6. 胶剂

胶剂是以动物的皮、骨、甲、角等为原料，用水煎取胶质，用经浓缩凝固而成的固体内服制剂。中国应用胶剂治疗疾病已有悠久的历史。《神农本草经》载有“白胶”和“阿胶”，至今仍在广泛使用。胶剂多供内服，其功能为补血、止血、祛风等，用以治疗虚劳、羸瘦、吐血、衄血、崩漏、腰腿酸软等。胶剂中富含蛋白质、氨基酸等营养成分，作为补益药，适用于老年人、久病未愈者或身体虚弱者，可单服，也可制成丸、散或加入汤剂中使用。

常用的胶剂，按其原料来源不同，大致可分为皮胶类、角胶类、骨胶类、甲胶类和其他胶类。胶剂根据治疗需要，常加入糖、油、酒等辅料。辅料既有矫味及辅助成型作用，亦有一定的医疗辅助作用。辅料的优劣直接关系到胶剂的质量。

7.露剂

露剂又称药露，是含芳香挥发性成分的中药材经水蒸气蒸馏制得的饱和或近饱和的澄明水溶液制剂，是中药传统剂型之一，临床多供内服。露剂能够保留药材固有的香味，便于服用和吸收，多具有解表清暑、清热解毒的功效。

8.酒剂

酒剂是以酒浸泡药材制成的透明液体制剂。酒既可以祛风活络、通经止痛，又能防腐而使酒剂得以长期保存，故酒剂常用于风湿痹痛、跌打损伤，或身体虚弱需要长期滋补的情况。酒剂是药材用黄酒或白酒为溶剂浸提而制成的澄清液体制剂。又称药酒。酒剂服用量少，吸收迅速，见效快，多用于治疗风寒湿痹及补虚养体、跌打损伤等。

9.其他固体剂型

成药还有其他固体剂型，均以其外观形状而命名，如栓剂、锭剂、糕剂、熨剂、饼剂、条剂、线剂、钉剂等。临床用药时，服药的冷热应具体分析，区别对待。一般汤药多宜温服，在不同情况下可凉服。另外，也有热药凉服，或凉药热服者。此外，对于丸、散等固体药剂，除特别规定外，一般都宜用温开水送服。

（李璐瑒）

膏方进补　一人一方

每年刚一入冬，我国南方一些城市里的各大药店就会争相打出膏方的招牌，很多老主顾如同北方人每年冬储大白菜一样，习惯性地到药店请坐堂医开出适合自己体质的膏方，吃上一冬。膏方是一种具有高级营养滋补和预防治疗综合作用的成药，又称膏滋，是在大型复方汤剂的基础上，根据个人的不同体质、不同临床表现而确立不同处方，经浓煎后掺入某些辅料而制成的一种稠厚状半流质或冻状剂型，在我国江、浙、沪以及岭南地区广泛使用，尤以上海为甚。实际上经过近十几年的发展，不仅南方城市，膏方在全国各地都越来越受欢迎。

只有处方中的药物严格选用道地品种，全部制作过程操作严格，经过精细加工的膏方，最终才能成为上品。膏方历史悠久，起于汉、唐，明、清时最为流行。首乌延寿膏、参鹿补膏、龟鹿二仙膏、葆真膏、八仙长寿膏、长生神芝膏、调元百补膏、菊花延龄膏、十全大补膏、雪梨膏、两仪膏、龟苓膏等即是人们所熟知的经典膏滋剂。

1. 一人一方　打造属于自己的滋补药

膏方具有调阴阳、补五脏、养气血、助正气兼顾祛邪治病的作用，体现了寓攻于补、攻补兼施的补益和治疗特色，并具有易消化吸收、药效持久、服用方便、口感好、老少皆宜、有病治病无病强身等优点，而最独特之处还在于一人一方，克服了中成药、保健品千人一方的缺点，实现了个性化制药。医生根据患者病情、体质，经中医辨证开出处方，熬制炼膏，以方便服用和保存。临床上膏方的具体服法，一是根据患者的病情决定；二是考虑患者的体质、季节、气候、地理条件等因素，做到因人、因时、因地制宜。具体服用方式包括冲服、调服、噙化（含化），根据用药目的不同，可空腹服、饭前服、饭后服、睡前服等。服用剂量应根据膏方性质、疾病轻重以及患者体质强弱等情况而定。一般每次服用膏方以常用汤匙1匙（15～20ml）为宜。

由于患者体质强弱、性别不同，在剂量上也应有差别。老年人的用药量应小于壮年，体质强的人用量可大于体质弱的人，妇女用药量一般应小于男子，而且妇女在经期、妊娠期及产后用量应小于平时。但主要仍须从病情等各方面做全面考虑。

另外，开始服用膏方之前，消化吸收、肠胃功能不佳的人还须服用2～3周的“开路方”，以调理脾胃。例如一些肠胃功能不佳、舌苔厚腻、消化不良、经常腹胀的人，若直接服用滋补膏方，必然加重上述症状。对这些人，应先用陈皮、半夏、厚朴、枳壳、神曲、山楂等煎汤服用，以理气化湿、改善脾胃运化功能。其次，正在患病的人应首先将疾病彻底治愈方可服用膏方。如患者患有感冒、咳嗽等，则应先将感冒、咳嗽治愈，方能进补。否则，如同“闭门留寇”，非但达不到补益的效果，而且会使感冒、咳嗽等绵延不愈。服用膏方期间如患感冒、咳嗽、发热等，也应先停止，等疾病治愈后再继续服用。

“一药一性，百病百方”。膏方的功用各有不同，但无论哪种膏方，只可治疗一定的病证，而不能通治百病。

2. 制法复杂　工艺讲究

膏方的制作比较复杂，讲究特定的程序和严格的操作，包括浸泡、煎煮、浓缩、收膏、存放等几道工序。

（1）浸泡　先将配齐的药料检查一遍，把胶类药拣出另放。然后把其他药物统统放入容量相当的洁净砂锅内，加适量的水浸润药料，令其充分吸收膨胀，然后再加水至高出药面10cm左右，浸泡24小时。

（2）煎煮　把浸泡后的药料上火煎煮。先用大火煮沸，再用小火煮1小时左右，转为微火以沸为度，3小时左右，此时药汁渐浓，即可用药筛过滤出头道药汁，再加清水浸润原来的药渣后即可上火煎煮，煎法同前，此为二煎，待至第三煎时，气味已淡薄，滤净药汁后即将药渣倒弃。将前三煎所得药汁混合一处，静置后再沉淀过滤，以药渣愈少愈佳。

（3）浓缩　过滤净的药汁倒入锅中，进行浓缩，可以先用大火煎熬，加速水分蒸发，并随时撇去浮沫，让药汁慢慢变稠厚，再改用小火进一步浓缩，此时应不断搅拌，因为药汁转厚时极易粘底烧焦，至搅拌到药汁滴在纸上不散开，方可暂停煎熬，这就是经过浓缩而成的清膏。

（4）收膏　把蒸（烊）化开的胶类药与糖（以冰糖和蜂蜜为佳）倒入清膏中，放在小火上慢慢熬炼，不断用铲搅拌，至能扯拉成旗或滴水成珠（将膏汁滴入清水中凝结成珠而不散）即可。在收膏的同时，可以放入准备好的药末（如鹿茸粉、人参粉、珍珠粉、琥珀粉），要求药末极细，在膏中充分混匀。

（5）存放　待收好的膏冷却后，装入清洁干净的专用容器内，先不加盖，用干净纱布将容器口遮盖上，放置一夜，待完全冷却后，再加盖，放入阴凉处。

3. 多选择冬令进补

冬令进补顾名思义是在冬季服用。一般来说从冬至起大约50天的时间，也就是冬至以后的“头九（一九）”到“六九”之间为最佳进补时间。冬令膏方是在中医“天人相应”“春夏养阳，秋冬养阴”等理论基础上形成的，是冬病夏治的延续，充分体现了传统中医理论“治未病”的思想。而且冬令膏方更能够把补虚和治病两大特点发挥得当，一些春夏易发之病，如哮喘等，如果能在冬季将身体调养好，就不易发作。

从现代医学角度来看，冬天气温低，人体为适应外界寒冷的气候会作出相应的调整：血液在消化道较多，同时消化腺分泌也增多，胃肠道功能较其他季节强，食欲旺盛，这些生理特点有利于人体在冬季对营养物质的吸收利用，并把营养藏于体内，可以更多地转化为自身物质。人体在冬季新陈代谢速度减慢，此时适当补养，可调节和改善人体各器官的生理功能，增强抵抗力，起到防病治病的作用。

中医理论阐述的“春生、夏长、秋收、冬藏”，其意为根据一年四季的气候变化，即春温、夏热、秋凉、冬寒，谨慎地起居饮食是十分重要的。冬季是一年四季中进补的最好季节。在冬天，内服滋补膏方，强壮身体，到了来年春天就会精神抖擞，步履矫健，思维敏捷。实际上，运用膏方进行冬令滋补只是其使用的一个方面，由于膏方既有滋补身体的作用，又有治疗、预防的功效，因此除了冬季以外，如处在慢性损耗性疾病的过程中或大病后、手术后、患者身体非常虚弱时，也可以采用膏方调治。因此，根据患者病情需要，根据虚实情况，进行中医辨证，并严格掌握膏方的使用方法，不在冬令季节同样可以服用膏方。

4.以衡为补　通补相兼

膏方中多含补益气血阴阳的药物，其性黏腻难化，若不顾实际情况，一味纯补峻补，每每会妨碍气血，于健康无益，故配伍用药至关重要。膏方的“补”，应理解为“损有余，补不足”，而不一定要人参、冬虫夏草、鹿茸等名贵中药。

临床所及，中老年人脏气渐衰，有失运化，常常呈现虚实夹杂的复杂病理状态，如果对此忽略不见，一味投补，补其有余，实其所实，往往会适得其反。所以，膏方用药既要考虑“形不足者，温之以气”“精不足者，补之以味”，又应顾及病者的症状如针对瘀血等病证，应适当加以行气、活血之品，疏其血气，令其条达，而致阴阳平衡，气血通畅。

用膏方进补期间，常取通补兼施、动静相合、并行不悖的方法。民间常以阿胶、人参加南货制膏进补，时有腹胀、便溏等不良反应发生，多因其不符合“通补相兼，动静结合”的原则。补品多为“静药”，必须配合辛香走窜之“动药”，动静结合，才能补而不滞。临床可针对中老年人常见的心脑血管病，如高血压、高血脂、冠心病、脑梗死、糖尿病等，辨证选用“动药”，例如取附子温寒解凝、振奋心阳，取大黄、决明子通腑排毒、降低血脂，取葛根、丹参活血化瘀、净化血液等，与“静药”相配、相使相成，而起到固本清源之作用。

中医理论认为，人的生命活动以阴阳脏腑气血为依据，阴阳脏腑气血平衡则能健康无恙，延年益寿。病邪有阴邪、阳邪，人体正气也有阴阳之气，疾病的发生就是阴阳失去相对平衡，出现阴阳偏盛或偏衰的结果。利用药物的偏性来纠正人体阴阳气血的不平衡，“阴平阳秘，精神乃治”，是中医养生和治病的基本思想，也是制订膏方的主要原则。“阴平阳秘，以衡为补”，完全体现了中医学的整体观念。

开膏方须遵循辨证论治的法度和理法方药的程序，不仅能养生，更能治病。因膏方服用时间长，医者必须深思熟虑，不能出现偏差，所以开一般处方容易，而开膏方难。膏方是一门学问，更属于中华传统文化，应当传承不息，发扬光大。

（李璐瑒）

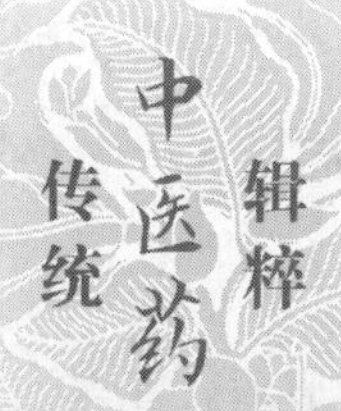

直观易行的传统中药鉴定方法

现代中药的常用鉴定方法包括基原鉴定、性状鉴定、显微鉴定、理化鉴定和生物鉴定等，这些方法中很多动辄就要用到电子显微镜、各种化学试剂和高精尖的仪器设备。但是对于一些名贵的中药材，往往上述各种鉴定方法都用上也不一定能完全反映其真伪优劣。而传统的鉴定方法则主要是对药材外观性状进行鉴定，包括形状、大小、颜色、质地、折断面、气味等。经验丰富的中药商品工作者练就出一套过硬的传统中药鉴别本领，常常用一碗清水、一根细针就能将价值连城的名贵药材辨出真伪。

1. 水火、口鼻即可辨真伪

有些药材在水中或遇水能产生特殊的现象，如旋转、沉浮、水染色、黏滑等；有些药材用火烧，能产生特殊的气味、颜色、烟雾、闪光和响声。这些现象往往是某些药材独有的，因此可以成为用来鉴别药材的依据。

如将熊胆粉末投入清水中，即在水面旋转并呈黄线下沉而不扩散；西红花入水，可见橙黄色直线下降，并逐渐扩散，水被染成黄色；蟾酥断面沾水，即呈乳白色隆起状；牛黄加清水调和，涂于指甲上，能将指甲染成黄色；苏木投入热水中，浸液呈鲜艳的橘红色；火烧海金沙会发出轻微的爆鸣声及火光，并可全部燃尽；血竭粉末置白纸上，用火隔纸烘烤即熔化，但无扩散的油迹，对光照视呈鲜艳的红色，以火直接燃烧则产生呛鼻的烟气；马勃置火焰上轻轻抖动，即可见细微的火星飞扬，熄灭后，产生大量白色浓烟；微火烧青黛会产生紫红色的烟雾等。

如上种种，既是老药工的宝贵经验，又蕴含着科学道理。其实上述特殊变化的产生都与药材内所含的化学成分有密切的关系，而伪品则不具备，因此一试便知。

另外，传统经验中的看、摸、尝、闻也有助于快速鉴别中药材的真伪。比如：海马的“马头蛇尾瓦楞身”、天麻的“鹦哥嘴”“点轮环”“肚脐眼”，防风的“蚯蚓头”等，都是这些药材特殊且典型的特征；龙骨、天竺黄舔之粘舌；琥珀与帛摩擦可吸附纸屑；而黄连、苦参、鸦胆子这类药材往往以气味定之，越苦越佳；红花却以“臭”为好。

2. 细针可辨麝香真伪

麝香是哺乳动物林麝、马麝或原麝成熟雄体香囊中的干燥分泌物，是珍贵的中药材。麝香的鉴定方式有多种，手摸、鼻闻、口尝、火试、水试都用的上。如毛壳麝香以皮薄、仁满、有弹性、香气浓烈为佳品。可用手压捏不带毛的囊皮处，有柔软的感觉，没有顶手的硬刺物质，而且被压捏下陷后的皮囊放手后可弹起并恢复原状。好的麝香仁气味浓烈，有特异的香气，味辣，带苦，微咸，颗粒自然疏松，没有锐角。可取麝香仁少许放在手心里或拇指与食指之间，加少量水润湿，进行捻搓。真的麝香不粘手，不顶手，不染手，不结块。搓成团状后，一放手就立即散开，或弹之即散，而捻完麝香的手，香味会留在手上经久不散。

此外，麝香的鉴定还能用上一种特制的带槽细针，将槽针从囊孔插入，旋转槽针，提取香仁，取出后立即检视，槽内与沟槽相平的麝香仁会逐渐膨胀高出槽面，这种现象称为“冒槽”，是鉴定麝香的经典方法。

3.典型性状辨真伪

羚羊角是人们都听说过的名贵药材，正品羚羊角为牛科动物赛加羚羊的角，具有平肝息风、清肝明目、散血解毒之效。真正的羚羊角在市场上很少见到，所以有人误将黄羊角之类的角当作羚羊角；另外，藏羚羊与赛加羚羊同为牛科动物，它的角也有很高的药用价值，但功效同羚羊角有所不同。

正品羚羊角通体光润如玉，质地坚实而沉重，无味。自基部向上有10～16个隆起的环脊环绕，光滑自然，以手握之，四指正好嵌入凹处，柔润舒适，习称“合把”；羚羊角下半段内有骨塞（骨质角髓），长圆锥形，与外面的角质层密合，呈锯齿状绞合，习称“羚羊塞”，也是羚羊角的重要特征之一。除去“骨塞”后，角的下半段成空洞，对光透视，上半段中央有一条隐约可辨的细孔道直通角尖，习称“通天眼”。

市售羚羊角的品种甚多，其所属原动物各有不同，除赛加羚羊以外，据文献记载尚有藏羚、斑羚、西藏瞪羚等几种。通过上述三个典型特征，就可以将正品羚羊角同其他混淆品分辨开来。

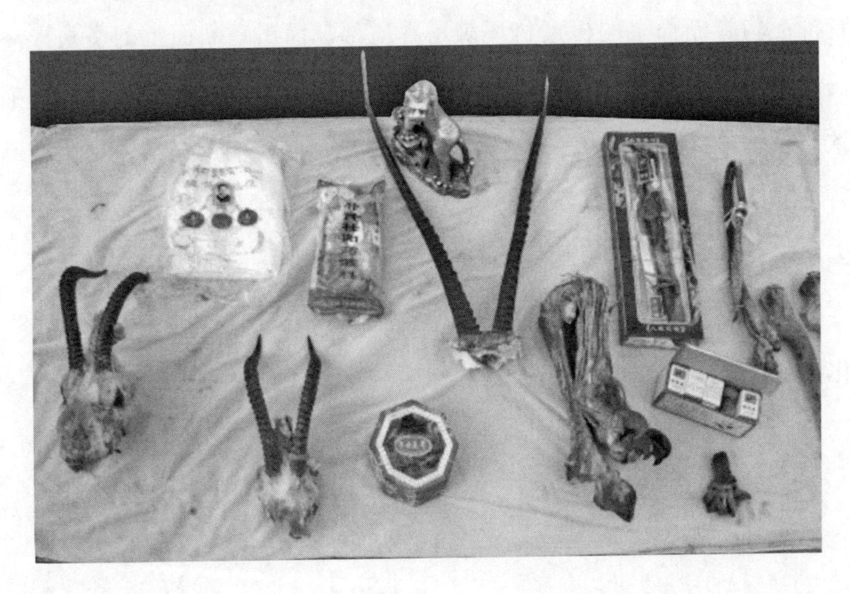

如上图街头小贩兜售的“羚羊角”多是伪品或混淆品，不具备正品的“通天眼”“合把”等特征。

4.传统的性状鉴定同现代理化鉴定一脉相承

传统的性状鉴定就是用眼看、手摸、鼻闻、口尝、水试、火试等十分简便的鉴定方法，通过观察分析药材的外观性状，来确定其真伪优劣，是我国历代药学同仁在千百年实践中总结出来的行之有效的鉴别方法，也是现今中药鉴定专业人员必须具备的基本功之一。传统性状鉴定具有简单、易行、快速、花费低廉的特点。许多中药经验鉴别的术语非常形象生动、易学、易记；所描述的特征和现象都以药材的组织构造和化学成分为物质基础，绝非主观臆造。但有不少人都错误地认为：性状鉴定是原始的、古老的方法，主观性强，不如现代理化鉴定方法科学、可靠。

其实，每一个性状传统鉴定特征、每一条经验鉴别术语都有其所对应的形态结构或化学成分。例如，在根及根茎类中药当中，何首乌的“云锦花纹”、商陆的“罗盘纹”、大黄的“星点”、川牛膝和怀牛膝的“同心环”等，都是不同类型异常形成层活动的结果，是不同类型异型维管束在宏观上呈现的特征；狗脊断面上的棕黄色环纹是木质部，而川乌断面上的多角形环纹则是形成层；白芍药材质地坚实，断面角质样，是由于加工时淀粉粒糊化所致；茅苍术“起霜”，是苍术酮的自然析出；在皮类药材当中，肉桂断面“颗粒性”，是由于组织中富含石细胞群；桑白皮质地柔韧，难以折断，由于组织中富含纤维；牡丹皮内表面的“亮点”，是牡丹酚的无色结晶体等。通过许多药材鉴定的实例，都能证明经验鉴别方法的科学性，这同显微鉴定、理化鉴定在原理上是一致的。

（李璐瑒）

传统中医药辑粹

同种不同等　同药不同价——传统中药的商品学特点

提到“味连、雅连、云连”“松贝、青贝、炉贝”“潞党、台党、东党、西党、川党、条党”“广条桂、企边桂”“凤丹、原丹、连丹、刮丹、粉丹”“川羌、西羌、蚕羌、竹节羌、大头羌、条羌”“禹白芷、祁白芷、川白芷、杭白芷”“川莪术、贵莪术、温莪术”这些药名，恐怕就连天天接触中药的人都不一定完全清楚。其实，这些药名都是中药材在商品学上的惯用名。

中药商品学的任务就是研究、制定中药材的质量标准以及鉴别中药材的真伪优劣。中药材自古就有真伪优劣之分，“真伪”是相对品种而言，“优劣”则衡量的是质量。

1.中药材等级规格的传统划分

中药材具有双重特性，即药用性和商品性。为满足商品性的需要，方便市场交易，中药材必须划分规格与等级。以规格和等级来鉴别中药材品种的真伪以及质量的优劣成为传统中药的一大特色。

中药材规格的划分方法通常有以下几种。① 按加工净度和加工方法划分。如山药，带有表皮者称毛山药，除去表皮并搓圆加工成商品的称光山药。再如，香附分为毛香附、光香附；茯苓分为茯苓个、茯苓块；麝香分为毛壳麝香、麝香仁；人参分为野山参、生晒参、红参、白参等。② 按采收时间划分。如三七，分为春七和冬七，就是按采收季节而划分。前者选生三年以下，在开花前采挖；后者为秋冬季结籽后采收。再如天麻，依此方法分为春麻和冬麻。③ 按产地划分。如白芍分杭白芍、亳白芍和川白芍；厚朴分川朴和温朴；金银花分济银花和密银花等。④ 按药用部位形态划分。如当归，根据其根的不同部位分为归头、归身、归尾和全当归四种规格。

同种规格或同一品名的中药材按照加工部位、形态、色泽、大小等性质要求，可以制定出若干标准，每一标准即中药材的一个等级。中药材的等级标准较规格标准更为具体。如白芷：一等白芷每千克36支以内，无空心、黑心、芦头、油条、杂质、虫蛀、霉变等；二等每千克60支以内，余同一等；三等每千克60支以外，顶端直径不得小于7mm。再如三七：一等三七每500g 20头以内；二等每500g 30头以内；三等、四等每500g 40头以内；五至十一等分别为每500g 80头、120头、160头、200头、250头、300头、450头以内，到了第十二等就都是“筋条”（较粗的支根）了；十三等则主要是“剪口”（芦头）。

中药材大都既有规格又有等级，或者没有规格只有等级，或者只有规格不分等级；少数既无规格也无等级，笼统地称为统货。统货通常是一些全草、果实和种子类药材，品质基本一致或差异不大，如益母草、茵陈、木瓜、牛蒡子、柏子仁等。

2.药材分三六九等，一分钱一分货

中药材习惯上归属于农副产品，也实行分等论价，优质优价，有些药材如人参、三七等，在市场上的分级十分细致、严格，上下档规格之间的价格相差悬殊。拿中药人参来说，在中药商品学上的分类极其烦琐，将中药材“分三六九等、一分钱一分货”的特点体现得淋漓尽致。

现在的人参少数野生，多为栽培。前者称为“野山参”或“山参”，多在7月下旬至9月间易采挖，晒干后制成“全须生晒参”或白参；后者称为“园参”，栽种5～6年后于秋季采挖，洗净，为“鲜人参”或“园参水子”，主要制成生晒参、红参和白参。

生晒参、红参、白参、生晒山参是人参的几种主要的商品规格，其中又以“生晒山参”最为贵重，因此标准和形状描述也最为详细。生晒山参的主根呈“人”字形，长2～10cm（长度等于或短于根茎），表面灰黄色，有纵纹，上端有紧密而深陷的环状横纹，习称“铁线纹”；支根多为2条，须根细长，清晰不乱，末端有明显的疣状突起，习称“珍珠疙瘩”；根茎细长，习称“雁脖芦”，上部有密集的茎痕，有的靠近主根的一段较光滑而无茎痕，习称“圆芦”；不定根较粗，形似枣核，习称“枣核艼”。

山参根据形体好坏和重量大小共分为八等。一等山参要求“主根粗短呈横灵体，支根八字分开（俗称‘武形’），五形全美（芦、艼、纹、体、须相衬），每支重100g以上”。以下二至四等则以每支山参的重量区分开来，五等山参可以出现顺体（俗称‘文形’），六等山参可以出现畸形体（俗称“笨形”），到了八等山参则只是一些2～4g的芦须不全的残次品。

比起山参，园参的规格更是让人眼花缭乱，分为边条鲜参、普通鲜参、边条红参、普通红参、全须生晒参、白参等。其中边条红参、普通红参等规格又能按重量细分为16支边条红参、25支边条红参、20支普通红参、32支普通红参等；其参须分为红直须、红混须、红弯须以及白直须、白混须、轻糖直须，可作为药材规格的又一划分依据；此外还有白干参、皮尾参、干浆参、新开河参、长白山红参（抚寿参）、长白人参等，一共30余种规格，每种规格还分为若干等级，如此下来人参这一种药材在商品学上就可能出现上百种定价，若非专门从事相关行业的专业人士很难将各种规格的园参分辨开来。

3. 中药商品名带来的困惑和误区

有些品种由于历史、产地、商品交易等原因，原本简洁明了的品种名称变得复杂混乱、难辨难记。例如中药白芷，为伞型科植物白芷或杭白芷的干燥根，药材也分别称“白芷”和“杭白芷”，但根据产地不同又分为“禹白芷”“祁白芷”“川白芷”“杭白芷”。这里的“杭白芷”就很容易造成品种混淆，因为“杭白芷”既是中药白芷的一种原植物名，又是一种商品名，如果说到中药材“杭白芷”，就是指产于浙江杭州、笕桥等地的白芷，但原植物并不一定只是杭白芷，也包括白芷。

再比如中药三棱，为黑三棱科植物黑三棱的干燥块茎，商品名为荆三棱，又名京三棱、去皮三棱，但是“荆三棱”又是另一种中药黑三棱（一说为中药三棱的地方习用品）的原植物，是莎草科植物，其商品名为黑三棱、带皮三棱。这极易造成应用中的混乱。

中药商品的等级规格不仅使得品种繁多，也使人们对一些中药在认识上产生误区。例如西红花，亦称藏红花或番红花，如果只有西红花和番红花两个名字，也许人们都明白这种药材和同样名字里有“番”和“西”字的药材或植物一样是舶来品，比如中药番泻叶、番木鳖、西洋参，还有人们熟知的西红柿（番茄）。但是偏偏现在人们都喜欢称这种名贵的药材为藏红花，这就使得人们大多误认为藏红花就产于西藏，是西藏的名贵药材，西藏小贩也靠这招来忽悠路人。

其实西红花之所以又称藏红花，是因为这种名贵药材过去是经西藏转到内地，西藏只是西红花商品的商品集散地，它的真正原产地是法国、希腊、西班牙、荷兰、印度、伊朗等国，在国内只有上海等少数地方有引种栽培，所以“藏红花”只是中药西红花的一种商品学名称。西红花的确价格不菲，原因之一就是它的用药部位很有限，是鸢尾科植物番红花的干燥柱头。而西红花另一谬误也由来已久，就是同中药红花混淆，上面提到的西藏小贩摆在地摊上的号称“名贵藏药”的“藏红花”就多数是以红花冒充的。红花是菊科植物红花的干燥花，和西红花的外观形状都大不相同，气味也差很多，甚至可以说闭着眼睛都能分辨出来，二者的价钱也相差悬殊。红花和西红花的混淆其实自古有之，直到今天，以“西红花”“藏红花”“番红花”为关键词在网络上搜索图片，结果中都有不少误为菊科的红花。

扩展　野山参的“袖口议价”

野山参的交易历来良莠杂陈，“真货”中常掺有趴货，或三七配货，或四六配货，甚至倒三七、倒四六配货，成色不一。由于不同等级的人参价格相差悬殊，等级高的野山参价值连城，因此市场上往往鱼目混珠，各种规格等级的人参，如池底参、移山参、芋变山参、趴货，甚至以假乱真的“工艺参”都不鲜见，由此野山参的交易形成一个独特现象——“袖口议价”。据老药工讲述，在旧时北京的药材交易市场上，常能见到南来北往的人参贩子，有来买的，也有来卖的。对于一些少数的“极品”山参，往往聚拢起很多竞价的、看热闹的人，但卖家与买家之间讲价钱时都不出声，而是把手藏在袖口里比画，围观之人也互不点破，行家们就专宰不懂行的冤大头。比如有些从南方来收野山参的药贩往往经验不足，在和东北来的老参贩交易时，故作镇定地比画议价，待成交以后，围观的人群中有懂行的，往往发出一片叹息声，或是幸灾乐祸似地起哄，但在袖口议价达成一致之前，众人都是缄默不语的，这是规矩。

（李璐瑒）

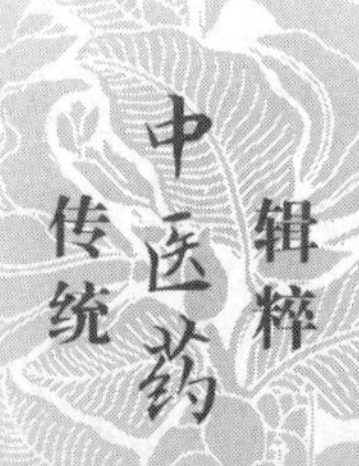

传统中药如何走向世界

中药是我国一种具有传统优势的出口商品，在国外多被视为“植物药”。一直以来，中成药出口国外绝大多数是以食品补充剂、食品添加剂的形式，只有新加坡等少数东南亚国家和我国香港等地区认可其药品的身份。

1. 繁荣数字背后实绩尴尬

我国中药出口的历史比较久远，据记载，唐宋时期就向外大量输出药材，当时出口的药品种类多达几十种，包括人参、牛黄、朱砂、茯苓、附子、川椒、远志、甘草等。加入WTO给我国中医药的发展带来了新的契机，世界各国对中医药的认识和了解程度也越来越高。

目前，中国是世界上中药材主要的出口国家，面向包括日本、东南亚各国、俄罗斯、欧盟各国、美国、澳大利亚等150多个国家和地区，规模呈不断扩大的趋势，而且每年都有不同程度的增长。我国出口的中药产品主要分为四大类：中药材及饮片、中成药、提取物、保健品。从出口大类产品的占比情况看，出口中药类产品以中药材及饮片和提取物这些原料型产品为主，而中成药制剂出口较少。

从1950～2020年的70年间，我国中药出口大致可分为3个阶段：1950～1979年处于发展初期，年出口额仅在5000万美元以下；1979～1999年处于平稳增长期；1999～2020年处于高速增长期。2006年，我国中药企业全年出口额突破了10亿美元大关后，一直在不断增长。然而这些“漂亮”的数据依然掩藏不住我国中药出口面临的困难和危机：市场范围局限，国际市场占有率不高，出口产品结构严重不合理，产品附加值较低，产品标准缺失，生产企业国际竞争能力弱等。

我国中药出口虽遍及世界150多个国家和地区，但主要销售市场为周边国家和地区，依赖于亚洲市场华人华侨较为集中的国家，而对欧美市场开拓不到位，增长速度缓慢。同时，出口的中成药比例过低，原料型产品（中药材、提取物）每年出口占2/3以上，且呈上升趋势。

在几年前世界卫生组织的统计数据中，日本、韩国的中药年出口额占了全球总额的80%～90%，我国却只有5%左右的市场份额。尽管日韩两国中药生产的原材料几乎全部来自我国，但现今在国际市场上占据主要地位的却是它们。更令人担忧的是，这种局面到如今依然难以改变。

不仅如此，国外生产的许多保健产品是从我国进口原料，加工成品后的销售价格是我国出口原料价格的几十倍。不仅在国际市场上赚得盆满钵满，甚至还返销到中国内地。我国出口的中成药以复方药为主，药物多达十几味，很难解释是哪一种成分起了作用，缺乏标准化。中药材重金属、农残含量时有超标也是阻碍中药发展、影响中药质量的瓶颈。对于我国的中药生产企业来说，虽然数量众多，但是普遍规模小、产品创新能力差、产品技术水平低，整个中药行业集中度不高，都导致了中药企业国际竞争力较弱。

2.彼邦门槛难跨过，中医中药捆绑出口是条捷径

乌鸡白凤丸、牛黄清心丸、安宫牛黄丸，我国这些响当当的中药产品，凭借着坚实的质量基础和品牌力量而声名远播，早已走出国门，成为中药出

口的主力品种。众所周知，在国际市场上，它们的身份却一直尴尬，只能披上“膳食补充剂”“保健品”这样并不合身的“外衣”，从而实现“曲线出口”。

自古以来，中医和中药是一体，不能分家。一个中医医生，要懂中医理论，要懂药性，不仅会望闻问切、辨证论治，也要会针灸、按摩、拔罐等，还要会中药鉴定、采集、炮制、自制丸散膏丹等。中药又必须在中医理论指导下使用，辨证施治，才能充分发挥中药的作用。唐代孙思邈，人称“药王”，但他首先是一个中医大夫，有关他治病救人的传说不胜枚举；金元四大家以各自不同的医学理论见长，但他们也都通晓中草药，并且都有对本草学的研究著作。

很多有识之士相信“以医带药”是中医药走向国际的必要条件之一。近些年，中医在国外越来越受欢迎，比如，美国、英国、加拿大、澳大利亚等好多个国家都开起了越来越多的中医诊所，主要开展针灸、推拿等中医传统疗法。这就为中药走出国门提供了很好的契机。要把中药产业做大，抢占国外市场，以医带药是一条很有效的途径。

3. 中医药走出国门是“铺轨”非“接轨”

我国执行中药现代化计划以来，很多人提及“中医药走向世界，要与国际接轨”。但是如果真的要说什么“中医药走向世界，同世界接轨”，一些国家的开放程度和对中医药的认可程度还不够，他们不是心甘情愿地打开国门。“接轨”应该是两方面的，现在只是我们在单方面的接轨，可以说出口的成本还是很大的。因为我们的产品在欧美一些西方主流市场只有很少的一点点。比如在美国，像感冒清热颗粒和六味地黄丸这类知名的中成药还只是华人在吃，真正说英文的美国人甚少服用。所以让中药走向世界，应该是得到外人的认可，让他们也吃中药，这才是实现国际化的标志。

中药与西药完全是两个体系，不应该也不可能按西药标准和植物药标准来评价中药。在中医药方面，绝大部分标准规范只能由中国自己依据几千年的实践和中医药的特点来制定，并力争得到国际认可。也许，向海外“铺轨”，让他们与我们“接轨”，这才是中药出口的正途。

（李璐瑒）

中药饮片调剂自动化探索在路上

中药饮片调剂一直沿用传统的戥称进行手工配方，自古以来“照方抓药”就是高强度的体力劳动。在传统的中药饮片调剂工作中，一张处方的药要经过很多次称量、均分，然后复核、包装，才能交到患者手中。中药饮片的调剂工作不仅烦琐复杂、耗时耗力、占用面积大，也存在抓药精度不高、劳动强度大等弊端。于是自从二十世纪六七十年代开始，业内开始对传统的中药饮片调剂工作进行自动化的探索。

流水线是工业大生产中的高效生产方式，也是中药饮片药房自动化的实施模式，利用智能硬件代替传统的人工调剂，建立一条全自动的中药调剂生产线，必然是最高效的工作模式。目前国内中药饮片的形式以散装饮片、小包装中药饮片、配方颗粒三种为主，由此也发展出多种中药饮片药房自动化的模式。本文通过回顾中药饮片药房自动化的实践进展，探讨其应用模式和未来发展方向，为开展中药饮片药房自动化建设提供参考。

1. 二十世纪的中药配方机

二十世纪六七十年代，为了解放劳动力，减轻劳动强度，在北京、上海等地的中药饮片行业中，有人在技术创新方面开动脑筋，潜心研究发明了中药配方机。这是那个年代特定的产物，对改变中药行业的古老面貌起了一定的促进作用。

上海市药材公司大胆革新，于1958年开始试制中药配方机，代替手工配方，经过两年多的反复设计和先后二百多次的试验，运用了杠杆和电磁的原理，在1961年试制成功了第一台中药电动配方机。这是中药行业第一次在称药配方上用机器代替手工操作，为全行业实现中药配方机械化、自动化、电子化开辟了道路。经过十余年的改进发展和推广使用，从最初的75-11型样机，先后发展出了DS-320型数字编码中药配方机和75-7型数字代码中药配方机，以及以TTL集成电路等原件构成的数字代码式的SK-77中药配方机。到70年代末，上海市应用各类型的中药配方机70多台。

北京地区的医疗机构在二十世纪七十年代也自主开发自动抓药机，这种能够快速抓中药的机器其实并不复杂，但充分体现了中药调剂工作的各个细节和要领。以笔者医院当时使用的自动抓药机为例，本机由电动机、电磁继电器、电磁铁、触点开关、剂量旋钮、剂数旋钮，以及电源开关等原件组成，药师坐在台前通过按钮操作电磁铁，指示天平一侧的砝码重量，另一侧的等量饮片在磁铁吸引力作用下很快出来，不到几秒钟就可以完成一张处方中7成饮片的调配，剩下3成由人工补足装包即可。

在当时看来，这一流水线既科学又高效，在减轻调剂人员劳动强度的同时，也对中药调剂工作是一种积极的技术革新和探索。然而，技术革新的道路并不是平坦无阻的，由于中药饮片包括植物药、动物药、矿物药，来源广泛，品种繁多，规格复杂，数百种饮片性状各异，大小不同，抓药机的一些自身缺陷难以克服，在客观条件有限、技术不甚成熟的70年代，处方量增长之后中药房的调剂工作不得不又回到人工抓药的旧状。

2.21世纪以来多种形式实践应用

（1）小包装中药饮片　小包装中药饮片是按设定的剂量包装、能直接“数包”配方的中药饮片，从诞生之日起就成为自动化调剂的发展对象，有条件的中药房针对使用小包装中药饮片调剂的特点，应用计算机管理，设置审方核对、订正药名、标定区位等功能，以利规范操作、统一调剂、避免差错、方便核对，并可自动生成“调剂清单”，为调剂人员提供操作指南，为患者核对提供便利。

自2008年开始推广使用小包装中药饮片以来，据调查，最初虽然提高了调剂剂量的精度，但人工调剂小包装中药饮片并不如调剂传统散抓饮片的效率高。而后，与医院HIS对接的中药小包装智能存取设备在很多医疗机构开展起来，这类饮片自动调剂系统发挥小包装中药饮片的特点，能同时处理多张中药处方，快速自动配方出药，大大提高了小包装中药饮片调剂质量和效率。

然而，小包装中药饮片一直存在着下述为人诟病的弊端。不方便进行传统中药饮片质量鉴别和养护，改变传统饮片片型，医师遣方用药剂量受到制约，调剂作业占用面积较大，特别是造成了大量白色污染等。

（2）中药配方颗粒　国家药品监督管理局2001年7月发布了《中药配方颗粒管理暂行规定》，实际上中药配方颗粒早在三四十年前，就已经在东亚其他国家和地区兴起。中药配方颗粒是中药汤剂改革和中药现代化的产物，同样自出现之日起就伴随着调剂自动化的发展。

早期一些中药配方颗粒厂家的产品还局限于类似小包装中药饮片的形式，每味颗粒饮片单独包装，人工调剂，每名调剂人员每天调剂处方量为50～60张（每张为5～7剂），调剂人员调配一张5～7剂、药味数为10～15种的处方，需要5～7分钟。而由于中药配方颗粒的成品都是统一剂型的，每味颗粒饮片的大小、外观、形状基本一致，于是随着技术发展和配方颗粒用量增长，逐渐发展出了自动化程度更高的配方颗粒自动化调配系统，调剂模式从人工“数包”转变为机器称重、均分，并且可以和HIS连接，方便查询和货位管理。中药配方颗粒自动化调配系统在各大医院普遍使用之后，实现了中药调剂的自动化和智能化，改变了传统人工配药过程中存在的不足，提高了配药效率，实现了中药房智能化发展。

近年来国内各配方颗粒生产厂家在改进提取浓缩、干燥制粒等工艺，提高配方颗粒和传统汤药物质基础和临床疗效一致性的同时，对配方颗粒从仓储、运输、调剂、分装等整个使用环节的智能化愈加完善，如具有处方下载、品种识别、称重、自动调剂、封装、处方和库存管理、在线语音提示、智能纠错等功能的中药配方颗粒调剂系统，再如采用智能除湿药柜实现对药品的储存环境湿度控制，为医院中药房提供完整的智能化解决方案等。可以预见随着人工智能和大数据技术的发展，中药配方颗粒的自动化还会有进一步的发展。

（3）传统散装饮片　传统散装中药饮片从古沿用至今，相对小包装中药饮片和中药配方颗粒来说，特点和优势明显，其所能彰显的中医药文化特性也一直得到患者和医生的认可，无论当下还是将来，散装中药饮片必然是主流品种，在医疗机构占据主体地位，故实现传统散装中药饮片的自动化调剂，提升中药房工作效率，是促进行业发展的重要内容。但一直以来，散装中药饮片自动化调剂的实质性进展有限，最主要还是机械产品的可靠性与成熟性不足，即现有设备难以对形态各异的所有中药饮片实现自动化操作，但是关于散装饮片调剂的自动化探索一直没有停止。

传统散装饮片自动化调剂系统对饮片的称量方式一定要比较灵活，对不同的饮片可以采用不同的称量方式，以满足饮片称量的需要，因为中药饮片品规繁杂，饮片片型多种多样，不同片型的饮片大小和形状相差较大，可以先对药房使用的饮片进行详尽的分析，利用得到的数据对中药饮片全自动调剂系统进行改进，这一点是系统设计的关键。通过对饮片进行重量和尺寸测量，可以得到每种饮片的单颗粒最大重量和平均重量，以及最大尺寸，以一般三甲综合性医疗机构中药房的饮片品种为例，根据饮片的处理需要，可以分为如下几类（见下表）。

表　传统散装中药饮片类别

类别	说明	饮片举例	数量	自动调剂方法
正常类	大多数传统散装中药饮片	白芍、黄芪、茯苓、甘草、丹参	300余种	完全可以采用全自动调剂
小包装类	主要涉及先煎、后下、包煎类饮片，以及近年来使用较多的独立包装贵细饮片	龙骨、牡蛎、钩藤、砂仁、车前子、旋覆花	30～50种	可以通过人工补药的方式，也可以考虑将其与系统整合在一起
粒度过大类	饮片的单颗粒尺寸过大或单颗粒平均重量过大	鸡血藤、土茯苓、虎杖、藤梨根	100种左右	可以通过采用组合称处理或经过预处理后采用单称称量
纠缠类	饮片相互缠绕在一起，片型特殊，不易分离	玉米须、竹茹、合欢花、大腹皮、灯心草、丝瓜络	一般在10种以内	也可以进行二次加工，改变片型，使其符合正常饮片标准
结块类	因饮片自身理化性质或炮制辅料的作用，使其容易黏腻结块，造成片型不规则，不易分离	生地黄、熟地黄、酒黄精、酒苁蓉、天冬	一般在10种以内	可后期单独处理，也可以进行二次加工，合理改变饮片性质，使其符合正常饮片标准

针对上述中药饮片性状各异的问题，目前应用和在研的相关产品提出的解决方案大抵可以归为以下两种：一种是对异型片进行预处理，使各种饮片的大小外形进行均一化，然后再统一调剂；另一种方法是自动调剂大小外形差别不大的饮片品种，对异型片另行处理，或人工干预，或用另一套设备或流水线处理，然后汇在一起。无论是哪一种解决方案，目的都是最大限度地实现饮片调剂自动化，提高工作效率，保障调剂准确。

（4）其他形式饮片

① 煮散饮片 “散”是传统中医剂型之一，在中药的发展中有悠久的历史。煮散指原药材或饮片打为粗粉，然后经过煎煮滤过药渣获取药液的方法，在唐宋时期曾广为应用，明清时期逐渐被现代常见的中药饮片所取代。而今为了节省药材、提高中药煎煮溶出率，推广使用煮散又越来越受到关注。这种中药饮片的形状规格微小化、均匀化处理，可使饮片批量规模稳定化，批内质量均一化，饮片分装、调剂、煎煮自动化。

煮散饮片可以加工成类似于配方颗粒的饮片形式，与传统大块饮片相比，煮散颗粒具有均一性好的优势，有利于保证临床调剂的准确性。中药煮散是对中药汤剂剂型研究的再深入，其工艺既保持了传统汤剂的优势，又提高了煎煮效率，在未来的发展中，煮散剂型可考虑进行深度开发并在市场流通，以方便药房中药的调剂与制剂服务。

② 超微粉饮片 与煮散饮片相似，超微粉饮片也是为了节约药用资源，提高中药的利用率，而不同的是，超微粉技术是近年来运用到中药领域的，形成了一种新的饮片形式。虽然在名称上有中药超微粉、中药破壁饮片、中药超微颗粒、单味中药超微饮片、中药超细粉体等不同表达，但都属于以细胞级的破壁技术使细胞内的有效成分直接暴露出来，增加有效活性成分的释放，提高生物利用度，增强疗效。未来，可将中药饮片作为基本的原材料，采用超微粉碎，不添加任何辅料，将中药超微粉结合自动抓药技术，按方制作成为供给临床调剂工作所使用的配方粉末，分药可靠、减少人工失误，极

大地提高抓药速度，实现饮片调剂自动化。

③ 压制中药饮片　压制中药饮片是在不改变饮片外观性状及其内在质量、不添加任何辅料的情况下，采用物理压制技术将饮片制成一定形状，用一定包装材料封装，由配方药师直接调配无需称量的一种饮片，具有便于携带、运输、仓储、调剂、机械化包装、煎煮等优点。

虽然有学者认为这类压缩饮片属于小包装中药饮片的一种再改良，不应过度宣传和超范围发展，但无疑将松泡的饮片压缩成块，更利于调剂，适应中药调剂自动化发展趋势，将来或可有望作为部分特殊饮片处方自动化调剂的应用对象，如协定处方、代茶饮处方、食疗处方等。

3. 饮片调剂与煎药中心相结合

近年来医药分家之声甚嚣尘上，取消药品加成的结果之一就是医疗机构将药房视为负担，各地医疗机构出现了以各种形式将药房外包，院内耗费人力和占用面积较大的中药煎药室也是被委托出去的主要对象。在这一政策背景下，一些饮片生产经营企业成立了具有一定规模的煎药中心，利用自身资源优势，开展饮片调剂、煎药、配送的服务，为医疗机构减轻负担，也有利于整合和畅通中药饮片产业链，推动行业高质量发展。随着技术进步，运用机器人、智能制造、大数据、人工智能、物联网等技术手段研发的中药智能化煎制系统运用到煎药中心，以全流程闭环管理的模式实现药房自动化和数据可追溯，延伸了中药饮片定制服务。

在饮片调剂环节，该类系统修正了上一代散装中药饮片在自动化调剂过程中的不足，一方面规范饮片片型，并运用更为精确的机械系统对饮片进行称量，另一方面，煎药中心的饮片调剂工作只需要精确称量，不用分配，在调配好所有饮片之后，直接进入泡药和煎煮的步骤。根据后台的处方数据实现自动加水浸泡，再通过机器臂转移到系统自动分配好的煎煮工位上进行规定时间的煎煮，此外还可以实现自动倒药渣、自动灌装，以及锅具“一方一清洗”等，而且每一步都可以实时监控并且拍照存档。信息技术的使用，煎药从操作随意、管理无序、煎出药液质量不稳定转变成标准化操作、规范化管理、煎出药液质量稳定。煎药的全流程使用电子条形码，避免发生张冠李戴的差错。

饮片调剂与煎药中心相结合是在传统调剂和机械煎药的基础上发展起来的一种新的自动化模式，药房管理智能化、调剂自动化、煎药流程标准化相结合，可以避免中药调剂和煎药过程中的人为错失，改进中药饮片流通形式、改善药房调剂环境、提高调剂剂量准确性和方便程度，改变传统中药调剂和煎药依靠人工操作的落后现状，实现现代科学与传统中医药的结合，推动中药饮片产业链的优化和升级。

4.关于中药饮片调剂自动化的探索一直在路上

上述散装饮片、小包装中药饮片和中药配方颗粒的自动调剂，都要求能够以医生处方的用药品种、剂量、剂数为准，精确无误地完成识别、称重、计量等工序，符合中医辨证施治、随证加减的临床特点，保证中药饮片的使用安全。无论针对哪一种饮片形式，中药饮片药房自动化模式大都具有以下特点和功能：采用条码识别药斗和饮片名称，杜绝药斗上药错误；多系统并行、多处方、多剂药、多味药同时处理；逐味逐剂调剂，称量准确并分匀；自动记录调剂信息，可随时调取工作记录。此外，中药饮片药房自动化的整个调剂过程应封闭进行，避免药房内尘土，工作台结构紧凑，相较于人工调剂更为节省空间。上述特点和工作模式更加适用于调剂量较大的医疗机构，能够最大限度地提高设备的利用率，从而成倍提高调剂效率，降低设备投资和调剂成本，同时也减少了由于饮片遗撒、调剂差错等原因导致的浪费，减少中药饮片调剂占用的工作面积，缩短了患者的候药时间。

中药汤剂作为传统中药剂型的一种，按照“最终产品说”来讲，从医师开具处方到患者直接服药，是一个流程的两个端点，最终患者应用的应该是剂量准确、安全可靠的中药汤剂，即最终产品。从“社会资源说”的角度看，中药饮片生产企业的社会责任应该是饮片炮制加工，是“第二产业”的功能，从事饮片调剂属于产业前伸，进入“第三产业”。传统医院中药房使用较多的社会资源，经过流转分装，出来的产品仅仅是进了一步的“半成品”，还需要患者自己费时费力煎煮后才能服用，这个社会资源的使用效益明显较低。现今社会生活中的许多产品，包括许多中西成药，都已经加入了“电子商务”和“物流配送”的社会经济大潮流之中。中药饮片自动化调剂，按其产品性能、服务范围和消费者适用的需求程度，也能够进入这个潮流，最大限度地服务于社会，既是社会需求，也是广大患者群的众望所归。

在饮片调剂和煎药结合的自动化模式中，通过信息技术的使用，使药学服务得以延伸，减轻了患者负担的同时，中药饮片使用全过程的效率也得到很大提升。但目前医疗机构委托代煎、配送服务的具体规范尚待完善，煎药中心与医疗机构的合作模式和解决方案有待优化。例如处方信息的传输，有些可以从医疗机构HIS抓取原始数据传到煎药中心，直接导入煎药中心的自动化调剂煎制系统，有些可以从医疗机构HIS调取后生成通用文件，再导入煎药中心的自动化调剂煎制系统，但有些还停留在纸质处方扫描传输，再由煎药中心人工录入审核，才能进一步调剂和煎药，这就大大削弱了自动化调剂煎药的优势，将来相关法规的制定和技术的改善有望解决这类问题。例如通过煎药中心系统与医院HIS系统、物流系统、微信平台等对接，让患者、医疗机构和煎药中心实现信息共享，患者可通过手机随时查询中药饮片处方的状态，在遍地“互联网+”的今天，这样的技术并非难事，应该随时可以实现。

相较于饮片调剂与煎药中心结合的模式，中药配方颗粒的自动化调剂在技术上更容易操作，调剂全过程也比较可控，调剂质量有所保证。过去十余年间，受相关政策影响，配方颗粒的使用范围一直有限。以北京地区为例，2009年4月1日，中药配方颗粒纳入《北京市基本医疗保险和工伤保险药品目录》报销范围内后，用量一度呈增长之势，并且在综合性医疗机构和中医医疗机构都可以使用，此后北京市药品监督管理局下发了《关于规范中药配方颗粒管理的通知》（京药监办〔2010〕117号），将配方颗粒限制在北京市二级及以上中医医院使用，全国其他地区也有类似的限制政策，这意味着当时中药配方颗粒无论从生产企业到使用单位，都还局限在“试点”阶段。

近十年间，关于中药配方颗粒的加速发展及规范化一直在进行，相关利好政策也接连发布。2016年2月国务院印发的《中医药发展战略规划纲要（2016—2030年）》提出推进中药工业数字化、网络化、智能化建设，并重点强化中药配方颗粒的标准制定与质量管理，明确将中药配方颗粒纳入国家中医药发展战略规划内容之中。2021年1月国家药监局发布了《中药配方颗粒质量控制与标准制定技术要求》，之后公布了第一批（160个）和第二批（36个）中药配方颗粒国家药品标准，提高了质量控制和生产全过程管理要求，新国标提高行业标准和进入壁垒，加速产业升级。2021年2月国家药监局、国家中医药局、国家卫生健康委、国家医保局发布了《关于结束中药配方颗粒试点工作的公告》，该公告自2021年11月1日起施行，同时《关于印发〈中药配方颗粒管理暂行规定〉的通知》（国药监注〔2001〕325号）废止。该《公告》发布后，各省份都公示或发布了本省份的配方颗粒标准，并相继启动了配方颗粒的阳光采购工作。2021年也被业内视为配方颗粒在中国大陆地区的发展走上快车道的元年，随着移动互联网的不断发展，中药配方颗粒与自动化紧密结合而生的智能化药房为医疗机构提供了快捷、高效的中药饮片调剂方案，提高了医疗效率。

5.结语

中药饮片调剂是一个传统行业，也是中药从业人员基本功之一，中药饮片自动化调剂的诞生，从一个侧面说明了中药房的劳动强度一直很大。自动化设备能够使调剂工作效率更高的同时也更加精准和可控。在日益加快的医院现代化建设过程中，医院药品流通和调剂也逐步走入信息化、精准化、智能化的发展道路，给医院的药事管理带来了巨大变化。推动药师服务转型，把药师从繁重的药品供应工作中解放出来，是医改的重要内容之一。建立高效的调剂模式，是中药饮片药房自动化的首要目标。

目前在全国范围的中药饮片药房自动化模式中，无论是散抓饮片、小包装中药饮片还是配方颗粒，也包括饮片自动调剂与智能煎药相结合的模式在内，都尚无统一形式的设备、质量控制、标准操作流程和检测标准等，产业化升级既需要新的技术装备，也需要相关制度和标准的创新，因此未来或将建立可供业内统一执行的，体现新技术设备调剂要求和程序性操作的实施规范。近年来，很多相关学科对中药调剂和煎药自动化的研究越来越多，中药饮片调剂工作已经不仅仅局限于药学管理的范畴。相信未来不久，一定会出现更完善的中药饮片自动化调剂系统，使中药房的工作效率更上一个台阶，更好地满足患者的用药需求。

（胡欣燕）